Anaesthesiology and Resuscitation
Anaesthesiologie und Wiederbelebung
Anesthésiologie et Réanimation

82

Engström-Respirator

Herausgegeben von

G. Kalff und P. Herzog

Mit 38 Abbildungen

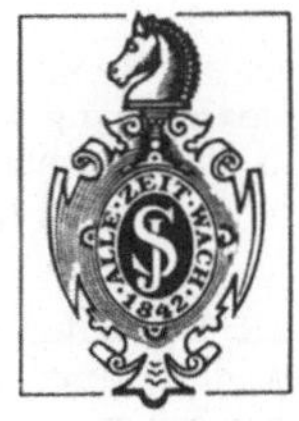

Springer-Verlag Berlin Heidelberg New York 1974

ISBN-13: 978-3-540-06753-5 e-ISBN-13: 978-3-642-65869-3
DOI: 10.1007/978-3-642-65869-3

VORWORT

Die immer wieder auftauchenden Fragen, inwieweit Beatmungsmaschinen vom Typ Engström-Respirator mit beschleunigendem inspiratorischem Gasstrom den sogenannten "constant-flow-Generatoren" überlegen seien, ob die Anschaffung dieser teuren Geräte aus klinischer und beatmungsphysiologischer Sicht zu rechtfertigen sei, da wesentlich preisgünstigere verfügbar sind und nicht zuletzt die Frage, ob der Einsatz solcher Apparaturen nicht speziellen Beatmungsfällen mit besonderen Indikationen vorbehalten sei, deren Behandlung ohnehin nur in großen Krankenhäusern und Kliniken möglich und erfolgversprechend ist, haben die Herausgeber bewogen, dieses Symposion zu veranstalten. Da nicht nur Klinische und pathophysiologische, sondern auch technische Aspekte zur Diskussion standen, bot sich Aachen im Rahmen der Hundertjahrfeier zum Bestehen der Rheinisch-Westfälischen Technischen Hochschule, der die unter dem Motto "Medizin und Technik" neuerrichtete Medizinische Fakultät jüngst angegliedert worden war, als Tagungsort an. Am 24. Oktober 197o wurde das Symposion durchgeführt.

Die Herausgeber möchten an dieser Stelle dem Dekan der Medizinischen Fakultät, Herrn Prof. Dr.W. KLAGES, für die großzügige Unterstützung sowie für die Eröffnung des Symposions danken.

Besonderen Dank gilt auch Herrn Prof. Dr. G. ROLLY,Gent/Belgien, der die technische Ausrüstung für die praktische Demonstration zur Verfügung stellte.

Wir hoffen, daß dieses Buch über den Rahmen des Symposions hinaus dazu beitragen möge, sich kritisch mit allen Fragen der apparativen Beatmung zu beschäftigen, da manches, wie z.B. die Anfeuchtung, noch ungelöste Probleme enthält, deren Lösung besonders vordringlich erscheint.

Aachen / Vevey, im März 1973. Die Herausgeber

INHALTSVERZEICHNIS

Physiologische und pathophysiologische Grundlagen der Respiratorbeatmung. Anforderungen an einen Respirator-Beatmungsparameter
(G.KALFF, Aachen) 1

Zeitkonstanten in ventilierten Luftwegen
(S.OLOFSON, Stockholm) 13

Die Beatmung mit dem Engström-Respirator unter spezieller Berücksichtigung pathologischer Lungenveränderungen
(P. HERZOG, Vevey) 21

Intrapulmonale Luftverteilung bei der Beatmung mit Engström- bzw. Bennett-Respiratoren
(M. BAUM, Wien) 37

Klinische Erfahrungen beim Einsatz des Engström-Respirators in der Narkosebeatmung
(D.LANGREHR, Bremen) 47

Klinische Erfahrungen bei Langzeitbeatmung mit dem Engström-Respirator
(K. PETER, Mannheim) 59

Diskussion 73

Zusammenfassung 99

Summary 101

Sachverzeichnis 103

Verzeichnis der Referenten und Diskussionsteilnehmer

BAUM, M., Ing. grad., Institut für Anaesthesiologie der Universität Wien

BÜTTNER, W., Priv.-Doz.Dr.med., Abteilung Anaesthesiologie der Universität Bonn

BURCHARDI, H., Priv.-Doz.Dr.med., Deutsche Klinik für Diagnostik, Wiesbaden

GARSTKA, G,. Dr. med., Abteilung Anaesthesiologie der Universität Bonn

HERZOG, P., Dr.med., Vevey/Schweiz

HEGENDÖRFER, U., Dr. med., Anaesthesie-Abteilung, Städtische Krankenanstalten, Krefeld

KALFF, G., Prof. Dr.med., Vorstand der Abteilung Anaesthesiologie, Klinische Anstalten der RWTH Aachen

LANGREHR, D., Dr.med., Anaesthesie-Abteilung, Allgemeines Krankenhaus Bremen-Nord

NEUMANN, E., Dr. med., Hetzel-Stift, Neustadt/Weinstraße

OETTEL, E., Dr. med. Institut für Anaesthesiologie der Universität Mainz

OLOFSON, S., Dipl.-Ing., LKB Medical, Bromma/Schweden

PETER, K., Priv.-Doz. Dr.med., Institut für Anaesthesiologie Klinikum Mannheim der Universität Heidelberg

POKAR, H., Dr. med.,Institut für Anaesthesiologie der Universität Hamburg

Physiologische und pathophysiologische Grundlagen der Respiratorbeatmung, Anforderungen an einen Respirator -Beatmungsparameter-

Von G. Kalff

Der Hauptunterschied zwischen Atmung und künstlicher Beatmung liegt einmal in der Druckumkehr und zum anderen in der Ausschaltung der normalerweise die Atmung regulierenden Mechanismen.

Atmung bedeutet Gasaustausch, d.h. Aufnahme von Sauerstoff und Abgabe von Kohlensäure. Bei diesem Gasaustausch können wir mehrere Teilfunktionen unterscheiden (Abb.1). Die erste Teilfunktion ist die Ventilation. Sie umfaßt das Volumen und die Verteilung der Luft, die die Alveolen ventiliert.
Die zweite Teilfunktion ist die Diffusion von Kohlensäure und Sauerstoff durch die alveolo-capilläre Membran und die dritte die gleichmäßige Durchblutung aller Lungencapillaren. Die genannten Faktoren: Volumen, Ventilation und Verteilung,Diffusion und Durchblutung sind sowohl für die Spontanatmung, wie für die künstliche Beatmung von größter Wichtigkeit. Beeinträchtigungen einer oder mehrerer dieser Faktoren bedingen praktisch immer einen insuffizienten Gasaustausch. Ein weiterer, sehr wichtiger Faktor ist die ausreichende Anfeuchtung der Atemgase, die normalerweise durch den Nasen-Rachenraum erfolgt.

Wie aus Abb. 1 ersichtlich, steht über jeder einzelnen Teilfunktion der Begriff "Volumen", wobei hier das Atemvolumen, d.h. alveoläres und Totraumvolumen, verstanden ist. Körpergröße und -gewicht, Alter und Geschlecht bestimmen den ventilatorischen Totraum und - zusammen mit Körpertemperatur sowie der zu leistenden Arbeit - den Sauerstoffverbrauch. Die Mindestgröße des Atem-

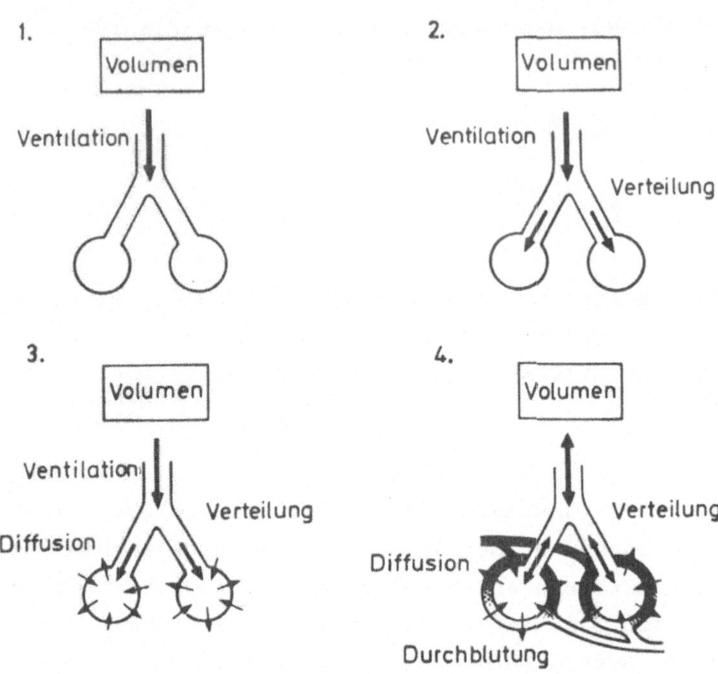

Abb. 1. Teilfunktion des Gasaustauschs (nach COMROE)

volumens ist somit durch Totraum und Sauerstoffverbrauch festgelegt. Auf der anderen Seite wird dieses Volumen nach oben begrenzt durch den arteriellen Kohlensäurepartialdruck von ca. 4o mm H_2O. Es resultiert daher nur ein schmaler Atemvolumenbereich, innerhalb dessen Sauerstoffsättigung und Kohlensäurepartialdruck im Normbereich sind (Abb.2).Hieraus ist ersichtlich, daß die Beatmung mit einem adäquaten Atemvolumen für den Patienten von immenser Wichtigkeit ist; unerläßliche Voraussetzung ist dabei die Anwendung spezieller Beatmungsnomogramme, wie sie für den Engström-Respirator von ENGSTRÖM und HERZOG aufgestellt wurden sowie häufige Kontrollen der arterillen bzw. capillaren Blutgase, speziell des Sauerstoff- und Kohlensäurepartialdruckes.

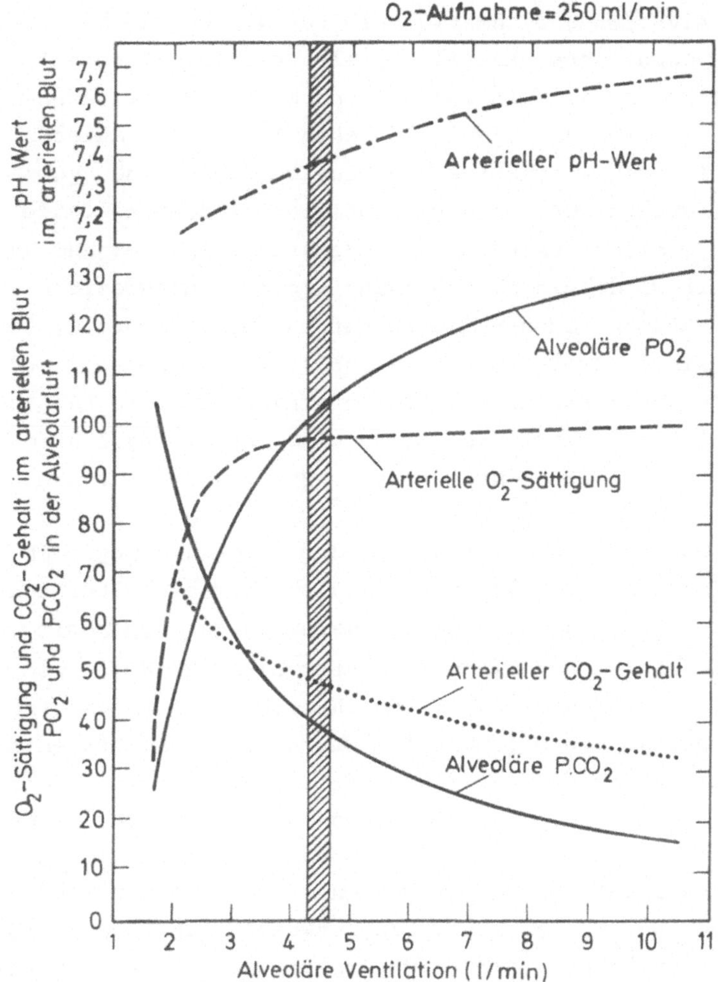

Abb.2. Beziehungen zwischen alveolärer Ventilation, pH und Blutgasen. Schraffierter Bereich = Normbereich (nach COMROE)

Dieses Volumen muß aber auf alle Lungenabschnitte gleichmäßig verteilt werden. Warum ist dies so wichtig? Zunächst müssen einmal alle Alveolen gleichmäßig belüftet werden, um Atelektasen vorzubeugen, deren Ausbildung als Prädilektionsstellen für Pneumonien besonders in der postoperativen Phase, ebenso wie bei Langzeitbeatmung, genügend bekannt ist. Zum anderen verursacht eine ungleichmäßige Ventilation immer eine Hypoxämie, sofern nicht andere Bezirke hyperventiliert werden bzw. die Durchblutung schlecht belüfteter Lungenareale in gleichem Ausmaß gedrosselt wird. Die Überbeatmung freier Lungenbezirke bewirkt hier jedoch einen erhöhten intraalveolären Druck, der von einer gewissen Größe ab die Durchblutung zu drosseln und eine Verschiebung des Lungenblutes in minderbelüftete Lungenteile zu bewirken vermag. Die Folgen sind dann zwangsläufig pathologisch veränderte Blutgase, d.h. Hypoxie und Acidose.

Eine ungleichmäßige Durchblutung mit der Folge des ungleichmäßigen Belüftungs-Durchblutungs-Verhältnisses einzelner Lungenabschnitte führt nach COMROE zwangsläufig zur Hypoxämie. Die Durchblutung ist natürlich in erster Linie abhängig vom Herzschlagvolumen. Das bedeutet jedoch nicht, daß durch eine künstliche maschinelle Beatmung die Durchblutung nicht beeinflußbar wäre. Jede Beatmung, die nicht primär auf eine gleichmäßige Ventilation, d.h. die Verhütung oder Aufblähung vorhandener Atelektasen hinzielt, fördert die Atelektasenbildung und damit die Schädigung des Lungenparenchyms. Die Folgen sind entsprechend hohe Beatmungsdrücke, die notwendig sind zum Verabreichen eines erforderlichen Atemvolumens, wobei diese Drücke von einer gewissen Größe ab die Durchblutung, d.h. das Herzschlagvolumen zu drosseln vermögen.
Von den Störungen des eigentlichen Gasaustauschs, der Diffusion, sollen zwei erwähnt werden, bei denen die künstliche Beatmung die Möglichkeit der Behandlung bietet: Hierzu gehört einmal das Lungenödem, dessen Therapie in der Beatmung mit erhöhtem endexspiratorischen Druck (PEEP) besteht und die massive Pneumonie, die die Beatmung mit großen Atemvolumina und erhöhter Sauerstoffkonzentration verlangt. Die hierzu vom Respirator aufzubringende

Leistung liegt in der Größenordnung von 1oo Watt, um den notwendigen hohen inspiratorischen Flow zu gewährleisten. Besonders bei der Langzeit-Beatmung sind Störungen der Diffusion sowie der Ventilation durch eingedicktes Sekret häufig, da das aktive Expektorieren dieses Sekrets ausgeschlossen ist. Eine ausreichende Anfeuchtung des Inspirationsvolumens mit alveolengängigen Wasserpartikeln vermag den entstandenen Schleim - allerdings in Grenzen - so zu verflüssigen, daß er resorbiert oder abgesaugt werden kann. Hiermit ist ein weiterer wichtiger Gesichtspunkt bei der künstlichen maschinellen Beatmung angesprochen: die Anfeuchtung. Erfolgt eine künstliche Beatmung mit absolut trockenem Atemgas, z.B. mit reinem Sauerstoff über Tage, so kann es zur Zerstörung der "surfactants", dem Antiatelektasefaktor der Alveolen kommen. Atelektasenbildung ist die Folge.

Fassen wir das bisher Gesagte zusammen, so gelten für die künstliche maschinelle Beatmung folgende Forderungen:
Adäquates Atemvolumen, gleichmäßige Verteilung des Volumens auf alle Lungenbezirke, geringstmögliche Beeinflussung der Lungendurchblutung und ausreichende Anfeuchtung zur Vermeidung exogener Diffusionsstörungen. Die Erfüllung dieser Forderungen unter allen Bedingungen, selbst bei extremen pathologischen Veränderungen, müssen wir von einem guten Respirator erwarten. Der hierzu erforderliche hohe technische Aufwand muß diese Geräte zwangsläufig verteuern. Es ist daher illusorisch, derartige Anforderungen gleichzeitig mit einem niedrigen Preis und minimaler Dimensioniertheit zu verbinden.

In den folgenden Vorträgen werden eine Reihe von Beatmungsparametern genannt. Diese sind in Tabelle 1 zusammengefaßt. Tabelle 2 zeigt die Zusammenhänge der wichtigsten Parameter: Wir sehen, daß zur Berechnung der einzelnen Größen Flow und Druck bekannt sein müssen. Je nachdem, ob man den Respirator- oder den Alveolardruck einsetzt, können Arbeit und Leistung am Respirator bzw. an der Lunge getrennt berechnet werden. Diese beiden Größen "Druck" und"Flow" werden von speziellen Manometern bzw. einem Pneumotachographen gewonnen, einem Analysator zugeführt, der über elektronische Schaltungen die entsprechenden Parameter berechnet, so daß sie mittels eines Mehrkanalschreibers registriert werden können.

Tabelle 1. Beatmungsparameter

Bezeichnung	Symbol	Einheit
VOLUMEN	V	l
FLOW	$\dot{V}$	l/sec ; l/min
DRUCK	P	cm H_2O
COMPLIANCE	C	l/cm H_2O
RESISTANCE (WIDERSTAND)	R	cm/l/sec
ARBEIT (WORK)	W	kpm
LEISTUNG (POWER)	Pow	kpm/sec
Zeitkonstante	$\tau = R.C$ $P=P_o(1-e^{-\frac{t}{\tau}})$	sec

Tabelle 2. Mathematische Ableitungen der Beatmungsparameter

SPANNUNG = WIDERSTAND . STROMSTÄRKE $\quad U = R \cdot I$

DRUCK = RESISTANCE . FLOW $\quad P = R \cdot \dot{V}$

VOLUMEN $\quad V = \int \dot{V}\,dt$

$$\mathrm{Pow} = k \cdot P \cdot \dot{V}$$

$$W = k \cdot \left(\int \mathrm{Pow}\,dt\right) = k \cdot \int P \cdot \dot{V}\,dt$$

COMPLIANCE $\quad C = \frac{V}{P} = \int \frac{\dot{V}\,dt}{P}$

RESISTANCE $\quad R = \frac{P}{\dot{V}}$

Von besonderer Bedeutung ist die Zeitkonstante, da Fehlverteilungen der alveolären Ventilation ausschließlich zu Lasten unterschiedlicher Zeitkonstanten gehen. Daher sei der Begriff der Zeitkonstante etwas näher erläutert:

Mathematisch gesehen ist die Zeitkonstante Parameter einer Exponentialfunktion, die als "Wachstumsfunktion" von vielen biologischen Systemen her bekannt ist. Generell beschreibt eine Exponentialfunktion eine Änderung, wobei das Ausmaß der Änderung einer Variablen y - in Beziehung zu einer anderen Variablen t - proportional der Größe der ersten Variablen y ist:

$$\frac{dy}{dt} = k \cdot y \quad (k = \text{Konstante}). \qquad (1)$$

In geringfügigen Modifizierungen kommt diese allgemeine Gleichung hauptsächlich in drei Formen vor: als "tear-away", "wash-out" und wash-in function", wobei nur letztere für uns hier von Bedeutung ist.

Bei der "wash-in"-Exponentialfunktion nimmt die Größe y in der Zeiteinheit zu. Mit zeitlicher Zunahme geht das Ausmaß der Veränderung, d.h. der Zuwachs, gegen Null. Der Anfangswert von y ist häufig Null, aber y erreicht einen Grenzwert y_∞, wenn die Zeit t über alle Maßen wächst, d.h. wenn t gegen Unendlich strebt:

$$y = \lim_{t \to \infty} y\,(t). \qquad (2)$$

Daraus folgert:

$$\frac{dy}{dt} = k \cdot (Y_\infty - y). \qquad (3)$$

Wenn sich y dem Wert y_∞ nähert, so nähert sich der Klammerinhalt Null, und das Ausmaß der Veränderungen verringert sich. Die entsprechende Gleichung, die den momentanen Wert von y angibt, lautet:

$$y = y_\infty \cdot (1 - e^{-kt}) \tag{4}$$

wobei die Ableitung aus (3) über folgende Zwischenwege geht:

$$\int \frac{dy}{y_\infty - y} = \int k.dt + C_1 \quad (C_1\text{: Integrationskonstante}) \tag{5}$$

Nach Ausführung der Integration erhält man:

$$-\ln(y_\infty - y) = k.t + C_1$$

$$\frac{1}{y_\infty - y} = C_1 . e^{k.t}$$

$$1 = (y_\infty - y) \;.\; C_1 . e^{kt}$$

$$y = y_\infty - \frac{1}{C_1} \;.\; e^{-k.t}$$

$$y = y_\infty - C_1^+ \;.\; e^{-k.t} (\text{mit } C_1^+ = \frac{1}{C_1}).$$

Aus der Bedingung, daß zur Zeit t = O der Wert von y = O sein soll, ergibt sich:

$$O = y(O) = y_\infty - C_1^+ \;.\; e^{-k.O}$$

$$O = y_\infty - C_1^+$$

$$C_1^+ = y_\infty$$

$$y = y_\infty (1 - e^{-k.t}). \tag{4}$$

Im Falle der künstlichen Beatmung ist die Variable y das Volumen V, wobei (4) zu

$$V = V_\infty (1 - e^{-k.t}) \text{ wird.} \tag{6}$$

V = Volumen zur Zeit t
V_∞ = Grenzwertvolumen zur Zeit t
e = 2,71828
k = Konstante, die das Ausmaß der Volumenzunahme definiert.

Stellt man die Volumenzunahme über der Zeit graphisch dar und legt zu Beginn der Kurve eine Tangente an, die die initiale Volumenzunahme k angibt, und würde die Volumenänderung linear und nicht exponentiell erfolgen, so wäre die Zeit t, die benötigt würde zur Erreichung des kompletten Volumens V_∞, gleich $\frac{1}{k}$. Dies definiert gleichzeitig die Zeitkonstante, die mit dem griechischen Buchstaben τ dargestellt wird.

Die initiale Volumenzunahme erhält man aus:

$$V'(0) = V_\infty \cdot k \cdot e^{-k \cdot 0} = V_\infty \cdot k \qquad (7)$$

V'(0) ist die Steigung der Tangente an die "wash-in"-Funktion zum Zeitpunkt t=0 (Abb.3).

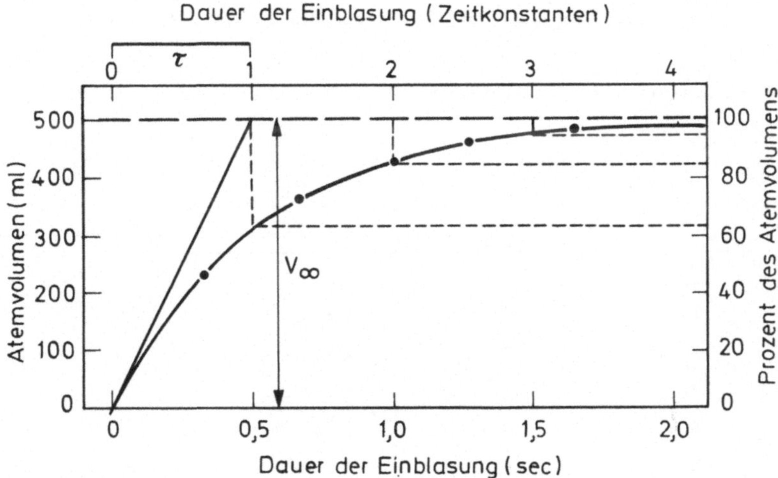

Abb.3."wash-in-Funktion". Erläuterung siehe Text

Die Strecke τ ist die Zeitkonstante, für die man aus (7) erhält:

$$\frac{V_\infty}{\tau} = V_\infty \cdot k$$

$$\tau = \frac{1}{k} \cdot \qquad (8)$$

Die Zeitkonstante ist also der reziproke Wert der Konstante k. Somit erhält man schließlich:

$$V = V_\infty (1-e^{-t/\tau}) . \qquad (9)$$

Bei der Zeitkonstante 1 wird dann nach (6)

$$V = V_\infty (1-e^{-1}) = V_\infty (1- \frac{1}{e}) ,$$

da die Potenz kt = 1 und $t = \frac{1}{k} = \tau$ und aus $e^{-t/\tau} = e^{-1}$ wird. Nach einer Zeitkonstante wäre V angestiegen auf $(1- \frac{1}{e})$ des Wertes von V_∞, das ist ca. 63 % des Grenzwertes. Nach 2 Zeitkonstanten wäre V auf $(1 - e^{-2})$ von V_∞ angestiegen, das ist ca. 86,5 % von V_∞ (Tabelle 3).

Tabelle 3. Prozentuale Veränderung des Volumens bei verschiedenen Zeitkonstanten

Zeitkonstante	$V = V_\infty (1 - e^{-kt})$ ausgedrückt in % von V_∞
0	0
1	63,2
2	86,5
3	95,o2
4	98,17
5	99,33
1o	99,9955
∞	1oo

Hieraus ist verständlich, daß die mathematische Formel nur approximativ Gültigkeit besitzt, da der Grenzwert V_∞ im physiologischen Bereich innerhalb von Sekunden erreicht wird.

In der Respiratorphysiologie wird die Zeitkonstante bestimmt durch physiologische Faktoren: Wenn eine Lunge passiv gedehnt wird, so sind zwei Faktoren für die benötigte Zeit der Ventilation beherrschend: die Dehnbarkeit des Lungen-Thorax-Systems - die Compliance - und die Widerstände in den Atemwegen.

Wenn V das zu applizierende Volumen bezeichnet, so ist

$$\frac{dV}{dt}$$

der momentane inspiratorische Gasfluß. Nach dem Gesetz von HAGEN und POISEUILLE ist aber der

$$\text{Flow} = \frac{\text{Druckdifferenz}}{\text{Widerstand}} :$$

$$\frac{dV}{dt} = \frac{P}{R} . \qquad (1o)$$

Die Compliance, der Volumen-Druck-Quotient, ist

$$C = \frac{V}{P} ,$$

und daraus folgt aus (9)

$$\frac{dV}{dt} = V \cdot \frac{1}{R.C} .$$

Nach (3) wird aus V der Wert $(V_\infty - V)$ und aus $\frac{1}{R.C} = k$:

$$\frac{dV}{dt} = (V_\infty - V).k,$$

und, da k der reziproke Wert der Zeitkonstante τ ist, aus (8)

$$\tau = R{:}C.$$

Bei der künstlichen Beatmung ist die Zeitkonstante somit das Produkt aus Atemwegswiderstand und Compliance mit der Einheit Sekunde:

$$(\text{Compliance} =)\frac{\text{Volumen}}{\text{Druck}} \cdot \text{Resistance } (= \frac{\text{Druck}}{\text{Flow}})$$

$$\frac{\text{Liter}}{\text{cm } H_2O} \cdot \frac{\text{cm } H_2O}{\frac{\text{Liter}}{\text{Sekunde}}} = \frac{\text{Liter . cm } H_2O \text{ . Sekunde}}{\text{cm } H_2O \text{ . Liter}}$$

$$= \text{Sekunde.}$$

Veränderungen der Zeitkonstante können somit bedingt sein durch Veränderungen der Compliance, der Resistance oder beider Größen.

Zeitkonstanten in ventilierten Luftwegen

Von Sven Olofson

Die Verhaltensweise von Drücken und Strömungen in pneumatischen Systemen lassen sich an Hand elektrischer Analogien leicht veranschaulichen. In einer solchen Analogie entspricht die Strömung (= Flow oder Gasfluß) dem Strom und der Druck der Spannung. Da die Komponenten im pneumatischen System nicht immer Linearität aufweisen, sind zur mathematischen Behandlung Annäherungen erforderlich .

Der Widerstand eines Gases, das durch ein Rohr strömt,ist Druckdifferenz (Δ p) dividiert durch Flow $\dot{V}$:$\Delta p/\dot{V}$, und ist abhängig von verschiedenen Parametern. Neben den Gaskonstanten sind Durchmesser und Länge des Rohres von Bedeutung. Der Widerstand ist also nicht konstant im ganzen Flowbereich. Man erhält entweder eine elektrische Analogie, die sehr angenähert ist, oder viele Analogien mit verschiedenen großen Komponenten, die zusammen ein Bild des Gesamtsystems ergeben.

Im laminären Bereich ist der Widerstand eines Rohres ziemlich konstant:

$$\frac{\Delta p}{\dot{V}} = \text{konstant} \; \frac{\cdot \; l}{R^4} \qquad (l = \text{Länge}, \; R = \text{Radius})$$

Im turbulenten Bereich ist der Widerstand von Rohren und Biegungen von Flow abhängig:

$$\frac{\Delta p}{\dot{V}} \quad \text{konstant} \; \frac{\cdot \; l}{R^5} \cdot \dot{V} \qquad (l = \text{Länge}, \; R = \text{Radius})$$

Die Dehnbarkeit (=Compliance) wird durch Kondensatoren repräsentiert; sie ist im normalen Druckbereich weitgehend konstant.

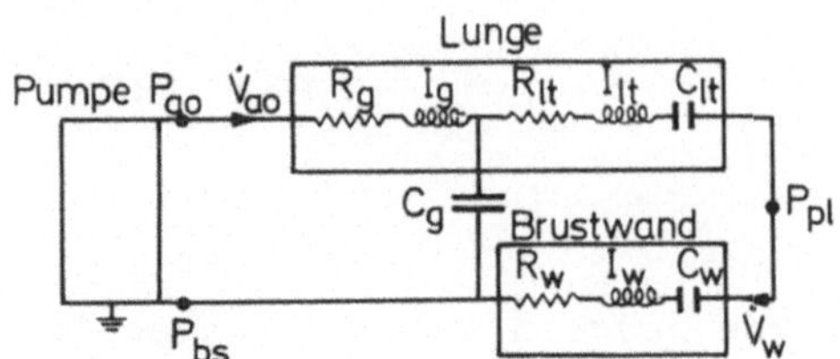

Abb. 1. Elektrische Analogie des respiratorischen Systems (MEAD et al.)

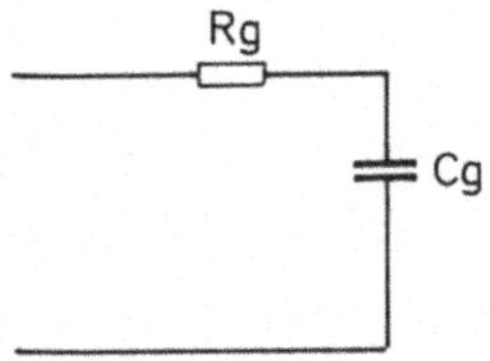

Abb. 2. Rg = Widerstand in den Luftwegen
Cg = Gesamtcompliance des respiratorischen Systems (g = Gaswege)

Man kann sowohl die Luftwege des Patienten als auch die des Respirators in eigene elektrische Analogien übersetzen. Für die Lungen kann ein vereinfachtes Schema die Verhältnisse näherungsweise wiedergeben (1) (Abb.1). Für unsere Zwecke kann dieses noch vereinfacht werden(Abb.2), es bleiben dann nur noch Compliance und Atemwegresistance übrig. Leider ist der Widerstand der einzelnen Lungenabschnitte komplizierter als in einem starren Rohr, da die Bronchialwände und daher auch der jeweilige Querschnitt vom herrschenden Druck abhängig sind (2) (Abb.3). Diese Tatsache ist wahrscheinlich von großer Bedeutung für die Ventilationsverteilung in den Lungen. Es ist jedoch möglich, einen Mittelwert

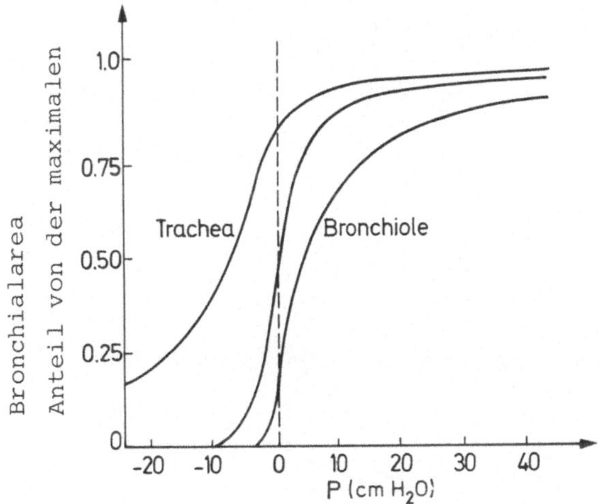

Abb. 3. Querschnitt der Bronchiolen im Verhältnis zum Differentialdruck über der Bronchialwand (von FREY, D.L.)

des Widerstandes anzugeben. So kann für jede Lunge eine Zeitkonstante $t=R_gC_g$ angesetzt werden. Für Erwachsene kann diese in einem Bereich von 2oo bis 1ooo ms variieren und für Frühgeborene zwischen 2o und 2oo ms.

Für den Respirator gelten ähnliche Analogien, die jedoch für die drei Phasen des Respiratorcyclus unterschiedlich sind. In der ersten Phase (Strecke A - B, Abb.4) des Engström-Respirators entleert der Kompressor die Atemblase. Der Kompressor wirkt wie ein Druckgenerator und erzeugt einen ansteigenden Druck. Es gilt dann folgende Analogie (Abb.5): Der Druck wird von einem variablem Ventil im Kolben des Kompressors reguliert. Die Compliance C_{cyl} ist veränderlich, d.h. daß bei der Kolbenbewegung diese Compliance vermindert ist. Der vom Generator erzeugte Gasstrom nimmt mit der Druckerhöhung zu bis die Blase entleert ist. Während der restlichen Zeit der Inspirationsphase wirkt der Kompressor nicht mehr auf die Atemwege ein. Der Druckablauf dieser zweiten Phase der Inspiration geht aus der Strecke B - C der Abb. 4 hervor. Die Analogie ist verändert (Abb. 6).

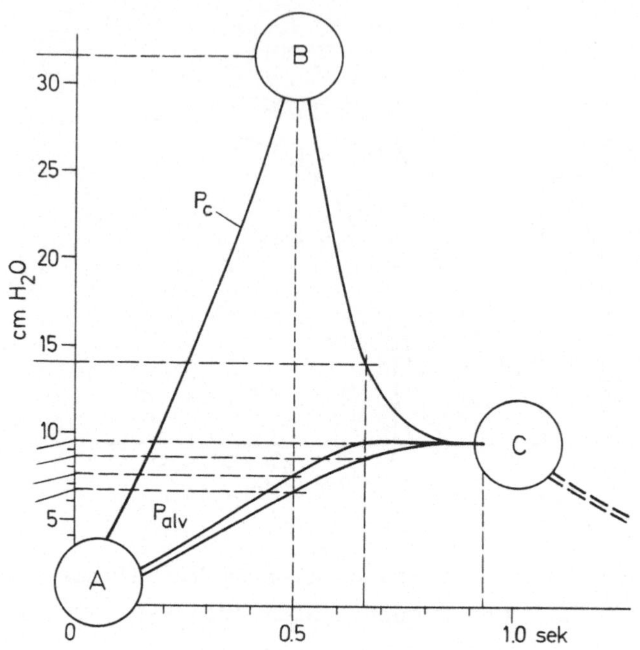

Abb. 4. P_g = Druck im Schlauch

P_{alv} = Druck in Alveolen

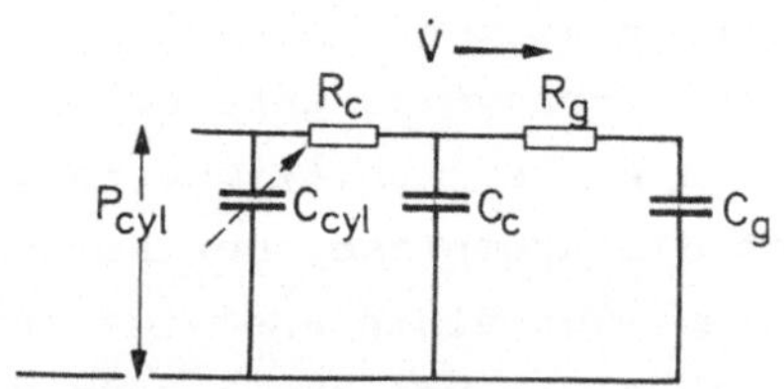

Abb. 5. C_{cyl} = Variable Compliance des Kompressors

R_c = Widerstand der Inspirationswege des Respirators

C_c = Compliance des kompressiblen Volumens

R_g = Widerstand der Atemwege

$\dot{V}$ = Flow

Der Druckunterschied zwischen der Compliance vom Respirator und der der Lunge gleicht sich annähernd mit der Zeitkonstanten Rg ($C_c + C_g$) aus. Es ist wichtig, daß der Druck in den Lungenalveolen bis zum Ende der Inspiration nicht über den in den Atemschläuchen herrschenden Druck steigt und diesen nur nach dem Ende der Inspiration (Punkt C in Abb. 4) erreicht.

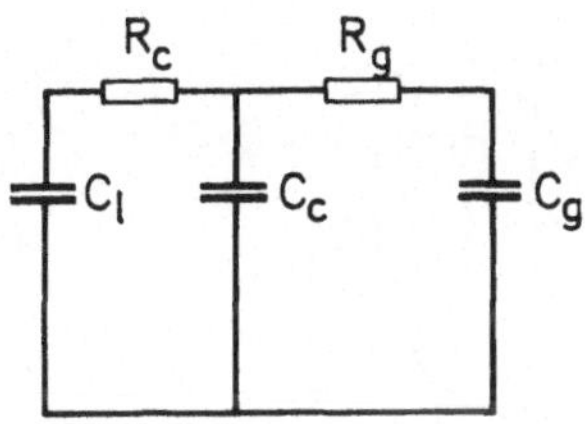

Abb. 6. C_l = Compliance der entleerten Blase

Die Exspiration ist rein passiv. Der Respirator wirkt lediglich als Ausatmungsimpedanz, die durch eine Compliance und einen Widerstand repräsentiert werden kann (Abb. 7). Diese Impedanz soll möglichst kleingehalten werden; dies gelingt, wenn R_e niedrig und C_e groß gehalten werden. Die Ausatmung selbst weist zwei Zeitkonstanten auf, wie es bei den Flowkurven häufig zu sehen ist (Abb.8).

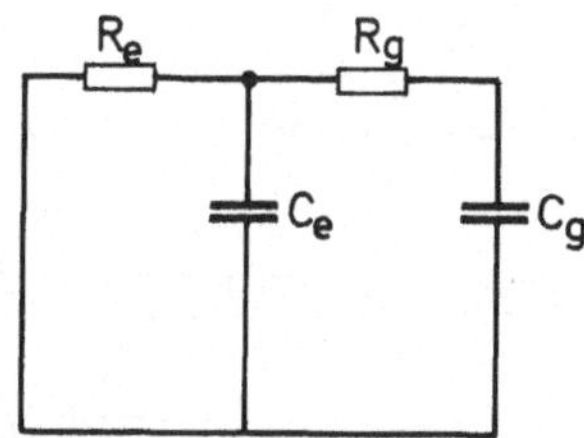

Abb. 7. C_e = Compliance der exspiratorischen Wege

R_e = Ausatmungswiderstand

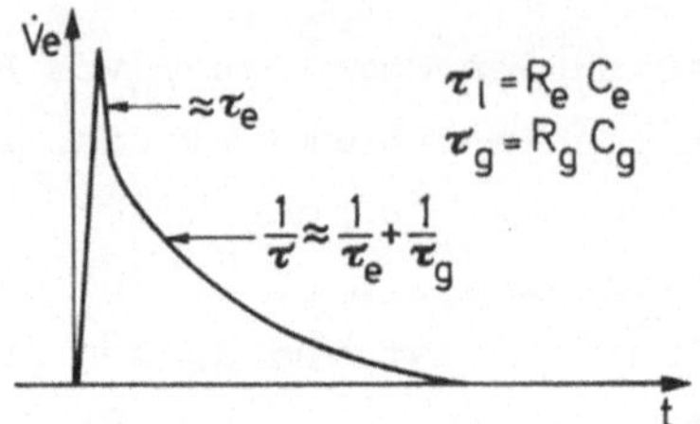

Abb. 8. Exspiratorischer Flow

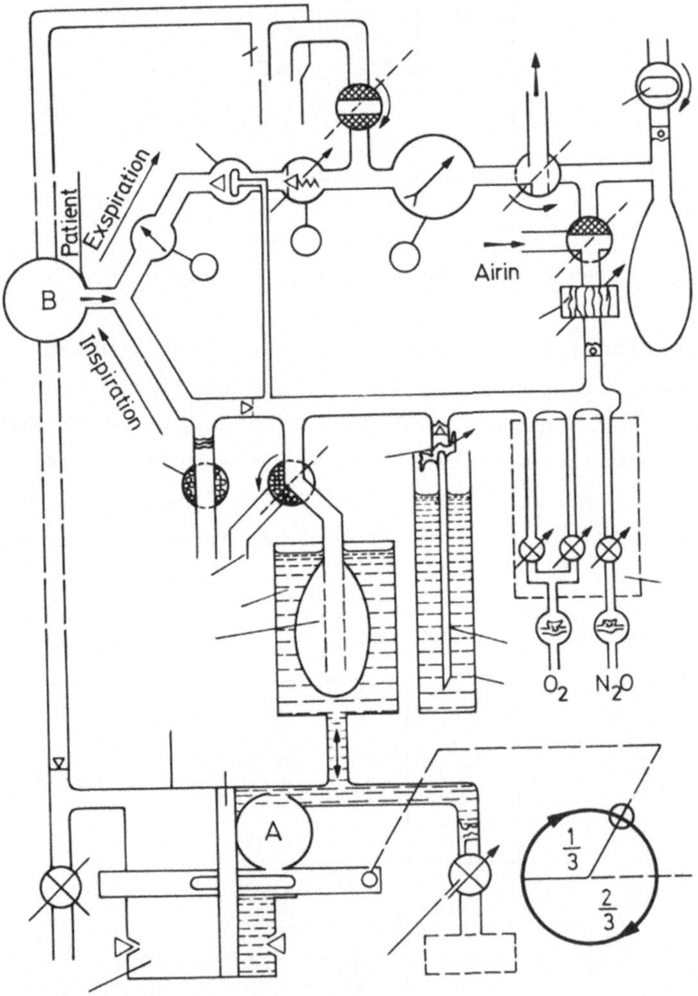

Abb. 9. Funktionsschema des Engström-Respirators. A: Primär (=Antriebs) System B: Sekundär (=Patienten) System

Die mittlere Leistung eines gesunden Erwachsenen liegt bei etwa 8o Watt, wovon etwa 1oo mW für die Atmung aufzuwenden sind. Bei Krankheiten kann der Leistungsbedarf für die Atmung jedoch bis auf 5 Watt gesteigert sein, das entspricht dem 5ofachen der Norm. Daher muß in solchen Fällen die Atmungsarbeit von einem Respirator übernommen werden. Abb. 9 zeigt die Wirkungsweise des Respirators, wobei der Kolben A etwa 1oo Watt für den Patientenkreis leisten kann, was bedeutet, daß der Respirator im Punkt B mehr als 1,5 l/sec bei 7o cm H_2O als Flow erbringt, entsprechend 1o Watt, also mehr als das Doppelte der vom Kranken zu erbringende Spitzenleistung. Hieraus ist die große Leistungsreserve des Respirators ersichtlich.

LITERATUR

1. MEAD, et al.:Handbook of Physiology, American Physiology Society, Washington DC 1:1963

2. FREY, D.L.: Computers and Biomedical Research 2, 1968, III.

Die Beatmung mit dem Engström-Respirator unter spezieller Berücksichtigung pathologischer Lungenveränderungen

Von P. Herzog

Prinzipielle Unterschiede zwischen einer durch Muskelrelaxantien herbeigeführten Ateminsuffizienz und einer durch pathologische Lungenveränderung bedingten, existieren nach unserer Auffassung nicht, da bereits das physiologische Lungengewebe unterschiedliche Zeitkonstanten aufweist (Zeitkonstante = Produkt aus Compliance und Resistance). Diese Tatsache erfordert eine weitgehend uniforme, volumenkontrollierte, schonende Beatmungsmethode.

Intermittierende Überdruckbeatmung wird heute mit zwei grundsätzlich verschiedenen Gasströmungsarten durchgeführt:

1. konstante Gasströmung, rechteckige Welle mit Strömungswerten von etwa o,5 - 1 l/sec mit oder ohne sekundrärem System und
2. beschleunigte Gasströmung, d.h. der Strömungswert steigt während eines Teiles der Inspirationsphase allmählich an.

Die Volumenkontrolle bzw. Volumenkonstanz ist durch ein Sekundärsystem gegeben, wobei die totale Inspirationszeit unverändert bleibt.

Eine konstante Gasströmung, bei steigendem intrapulmonalem Widerstand, wird fälschlich als wertvoll bezeichnet, da man annimmt, daß sie eine wirksamere Gasverteilung innerhalb von Lungenabschnitten mit verschiedenen Zeitkonstanten (z.B. bei Asthma oder Emphysem) bewirkt.

Die Begründung einer derartigen Beatmung wurde jedoch in Frage gestellt, da es schwierig ist, eine ausreichende Alveolarventilation ohne Beeinträchtigung des pulmonalen Kreislaufs zu gewährleisten (CLOWES et al. 1965). Es ist erwiesen, daß eine Beatmung mit beschleunigter Gasströmung und getrenntem Patientenkreis (Sekundärkreis) zusammen mit einer kurzzeitigen, automatisch variierenden endinspiratorischen Pause ("Druckplateau"), an welchem die in allen Lungenbezirken herrschenden Drücke zusammenkommen, und an deren Ende der Strömungswert gleich Null ist, den Kreislauf aufrecht erhält oder verbessert (RAWITSCHER et al 1965). Es gibt keine klinischen Beweise, daß im Vergleich mit niedrigen konstanten Gasströmen (unter o,5 l/sec) die Gasverteilung weniger effektiv wäre. Es ist daher anzunehmen, daß das Gesamtergebnis überlegen ist, wenn eine Maschine mit beschleunigter Gasströmung benutzt wird, da der Effekt der intermittierenden Überdruckbeatmung sowohl vom Kreislauf, als auch von der Gasverteilung abhängig ist.

Um die mit diesen beiden grundsätzlichen Strömungsverläufen zusammenhängenden Gasverteilungsunterschiede in den Lungen zu veranschaulichen, wurden an einem Lungenmodell mit bekannten physikalischen Merkmalen eine Reihe von Alveolardruck-, Alveolarvolumen- und Bronchialströmungsbestimmungen durchgeführt.

Zusätzlich wurden an einem Patienten Messungen vorgenommen, um die Druckveränderungen in den Atemwegen bei unterschiedlichen Entleerungsdrücken zu veranschaulichen. Zuvor sei jedoch an Hand einiger Registrierungen die Gasstrom- und Druckdynamik des Engström-Respirators in klinischem Zusammenhang diskutiert.

Abb. 1 zeigt eine schematische Darstellung des verwendeten Lungenmodells. Dieses Modell besteht aus 2 Glasbehältern mit je 5o l Rauminhalt, beide soweit mit Wasser gefüllt, daß eine Compliance von o,o25 l/cm H_2O resultierte. Diese Behälter sind über 3 Strömungswiderstände R_1 und R_2 sowie $R_{tracheal}$, dem Strömungswiderstand einer größeren Trachealkanüle, an ein Beatmungsgerät angeschlossen. Die beiden Behälter wurden auch - und das ist wichtig - durch einen Schlauch kleinen Querschnittes miteinander verbunden.

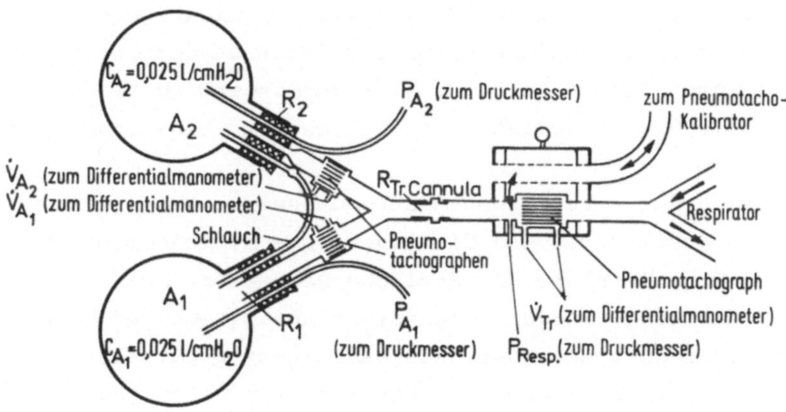

Abb. 1. Versuchsanordnung des Lungenmodells
P_{Resp}: Trachealdruck, $\dot{V}_{Tr}$: Trachealfluß, R_{Tr}: Widerstand der Trachealkanüle, A_1 und A_2 : Glasflaschen (Lungen„alveolen")
C_{A1} und C_{A2} : Compliance der Glasflaschen
R_1 und R_2 : Widerstände der Glasflaschen
P_{A1} und P_{A2} : Druck in den Glasflaschen

Dieser Schlauch dient dazu, die bei den unterschiedlichen Lungenwiderständen auftretenden Verteilungsstörungen zu simulieren:
Wenn bei unterschiedlichen Widerständen zunächst die Lunge mit dem geringsten Widerstand etwas gebläht wird, dehnt sie sich aus und komprimiert, bedingt durch die anatomischen Gegebenheiten, die andere Lunge etwas. Es entsteht dabei hier ein etwas höherer intrapulmonaler Druck. Dieser höhere Druck muß zusätzlich zum höheren Widerstand überwunden werden, wozu ein entsprechend hoher Inspirationsdruck bzw. ein entsprechend hoher inspiratorischer Flow nötig ist. Beim Gasflaschenmodell ist die "Kompression" durch den "shunting-tube" simulierbar. Eine Überlegung mag dies veranschaulichen: Würden die Enden des "shunting-tubes" jeweils mit einem kleinen, gashaltigen Ballon versehen, so würde bei der Inspiration das Gas

aus der Blase in dem Ballon mit dem niedrigeren Widerstand in die andere hinübergeblasen werden, wodurch das Volumen dieser Seite bereits vermindert, d.h. komprimiert wird. Dies bedeutet hier aber bereits eine Druckerhöhung.

Zur Messung der verschiedenen Strömungswerte wurden Pneumotachographen angeschlossen und die Ergebnisse mittels eines Direktschreibers registriert. Zusätzliche Parameter (Druck, Volumen, Arbeit, Leistung) wurden durch einen Analogcomputer berechnet und simultan aufgezeichnet. Als Maschinentyp für alle beschleunigenden Gasströme wurde der Engström-Respirator gewählt. Die konstante Gasströmung wurde aus einem Gasdruckbehälter mit Druckminderer geliefert und durch ein Präzisionsrotameter dosiert.

Um die Genauigkeit der während jeden Versuches durchgeführten Messung zu gewährleisten, war es notwendig, die Versuchseinrichtung vor jeder Meßreihe zu eichen. Ein pneumatisches Eichgerät gestattete es, dem Schreiber bekannte Druck-, Strömungs- und Volumensignale zuzuführen.

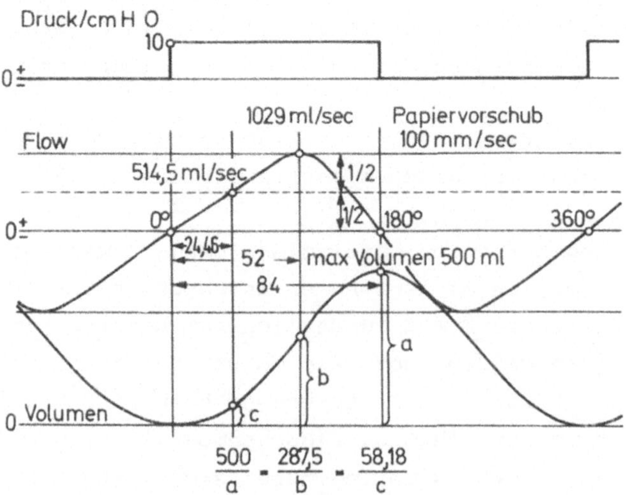

Abb. 2. Kalibratogramm: Druck (oben) Gasfluß (Mitte) Volumen (unten)

Abb. 2 zeigt ein solches Eichkurvenblatt: Dargestellt sind Druck-, Gasstrom- und Volumenkurven.
Mit der beschriebenen Versuchseinrichtung konnten bei Patienten vorkommende Bedingungen simuliert werden und zwar: Unterschiedliche Gasströmungswiderstände sowie bei ungleichmäßiger Verteilung des Atemminutenvolumens entstehende Complianceunterschiede in verschiedenen Lungenabschnitten. Die Unterschiede der Zeitkonstanten zwischen den beiden "Lungen" wurden im Verhältnis 1o:1 gewählt.

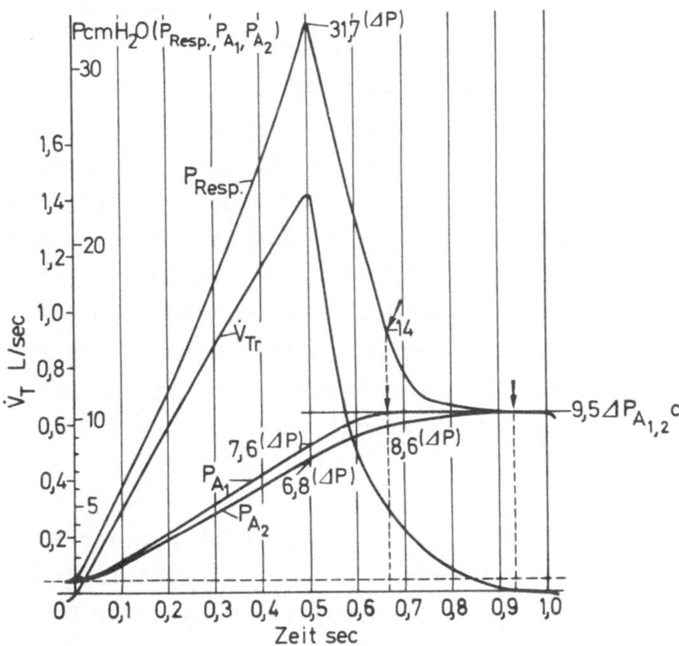

Abb. 3. Verhalten der Alveolardrücke. Erläuterung siehe Text

Abb. 3 zeigt das Verhalten der Alveolardrücke:Das Verhältnis zwischen Insufflationsdruck - obere Kurve - und den "Alveolardrücken P_{A1} und P_{A2}" in den beiden Behältern ist hier dargestellt. Die totale Inspirationszeit betrug 1 sec bei einer Frequenz von 2o Atemzügen pro min. Alle vier Kurven sind auf eine gemeinsame Null-Linie projiziert, um einen besseren Überblick über das Verhalten dieser Parameter zueinander zu bekommen.

Der Verlauf der Gasstromkurve $\dot{V}_{Tr}$ gibt klare Auskunft darüber, daß es sich hier um die Ventilation mit accelerierendem Gasstrom mit dem Engström-Respirator handelt. Der Spitzeninsufflationsdruck (P_{resp}) beträgt in den Patientenschläuchen 31,7 cm H_2O und die Gasstromspitze steigt auf 1,4 l/sec an. Die beiden Spitzenwerte erscheinen gleichzeitig und zwar in diesem Falle o,5 sec nach Beginn der Insufflation. In diesem Augenblick differieren die Compliancedrücke in den Alveolen noch (P_{A1} 7,6 cm H_2O und P_{A2} 6,8 ml H_2O). Nach Erreichen der Druckspitze, zu welcher Zeit die das Volumen begrenzende Respirationsblase total entleert ist, beginnt die Phase des Druckplateaus mit gleichzeitigem Druckabfall in den Patientenschläuchen, wodurch der Rest des Atemvolumens aus dem in den Schläuchen komprimierten Gas administriert wird. Das bedeutet, daß die Alveolen mit längerer Füllungszeit - in diesem Falle repräsentiert durch die Kurve P_{A2} - adäquat gefüllt werden können, ohne daß dabei die offenen Alveolen (P_{A1}) über deren Compliancedruck hinaus weiter aufgeblasen werden. Bei Ende der Inspiration - also nach 1 sec - herrscht vollständiges Gleichgewicht an Druck und Volumen in den Lungen.

In dem Moment, an dem der Alveolardruck P_{A1} den Plateaudruck von 9,5 cm H_2O erreicht hat, herrscht in den Schläuchen (P_{resp}) noch ein Druck von 14 cm H_2O; die Differenz beträgt also 4,5 cm H_2O. Da das kompressible Volumen 5 ml/cm H_2O beträgt, errechnet sich hieraus ein vorhandenes Volumen von 22,5 ml. Die Alveolardruckkurve P_{A2} zeigt zu diesem Zeitpunkt einen Druck von 8,6 cm H_2O, also eine Differenz von o,9 cm H_2O gegenüber der Alveolardruckkurve 1.

Aus der Formel

V = C . P (Volumen = Compliance . Druck)

läßt sich bei bekanntem Druck und bekannter Compliance das Volumen berechnen: Die Compliance ist mit 25 ml/cm H_2O aufgrund der physikalischen Merkmale der Gasflasche gegeben. Der Druck beträgt 8,6 cm H_2O und das Produkt aus Compliance und Druck ergibt wiederum 22,5 ml, d.h. die fehlenden 22,5 ml zur Auffüllung des alveolären Volumens der Alveole 2 sind noch in den Atemschläuchen gespeichert und bis zum Ende des Druckplateaus, d.h. an der Umschaltphase zur Exspiration, Alveole 2 administriert.

Die Zeitkonstanten für die verschiedenen Alveolarkurven lassen sich aus dem Widerstand und der Compliance berechnen: Widerstand, ausgedrückt als Quotient aus Druck und Flow und Compliance, ausgedrückt durch den Quotienten aus Volumen und Druck. Die Berechnung der Zeitkonstanten für die unterschiedlichen Alveolardrucke erfolgt nach der Formel T_c = R.C (Zeitkonstante = Resistance . Compliance). Der Widerstand als Druck durch Flow, d.h. durch Liter durch Sekunde multipliziert mit der Compliance, hat die Dimension Sekunde; bei dem Spitzenflow von 1,4 l/sec beträgt der Alveolardruck für die Alveole 1 7,6 cm H_2O, d.h. die Differenz gegenüber dem Plateaudruck ist 1,9 cm H_2O. Die Compliance für das gesamte System beträgt o,o5 l/cm H_2O. Setzen wir diese Werte in die Formel ein, so erhalten wir 1,9 cm H_2O bei einem Flow von 1,4 l, das entspricht einem Widerstand von 1,35 cm H_2O l/sec, multipliziert mit der Compliance von o,o5 l/sec ergibt dies eine Zeitkonstante von o,o675, d.h. etwa o,o7 sec. Die gleiche Berechnung für die Alveolardruckkurve A_2 ergibt eine Druckdifferenz von 2,7 cm H_2O bezogen auf den Flow von 1 l/sec, die Zeitkonstante beträgt etwa o,1 sec.

Abb. 3 läßt erkennen, daß die Alveole 2 (P_{A2}) fast doppelt so viele Zeitkonstanten benötigt, den Plateaudruck zu erreichen, wie die Kurve der Alveole 1.

Hieraus geht deutlich hervor, wie notwendig das Druckplateau für die intrapulmonale Volumenverteilung ist und welche wichtigen dynamischen Vorgänge sich in den Lungen während die Phase abspielen.

In diesem Falle wurde der Shuntschlauch nicht benutzt, um die unterschiedlichen Alveolardruckverläufe sowie die differenten Alveolarvolumina einzeln zu verdeutlichen.

Nun muß die Lunge jedoch bei der Beatmung als <u>Ganze</u> betrachtet werden: Aus diesem Grunde wurde bei den folgenden Untersuchungen der "Shunt-Schlauch" wieder angeschlossen.

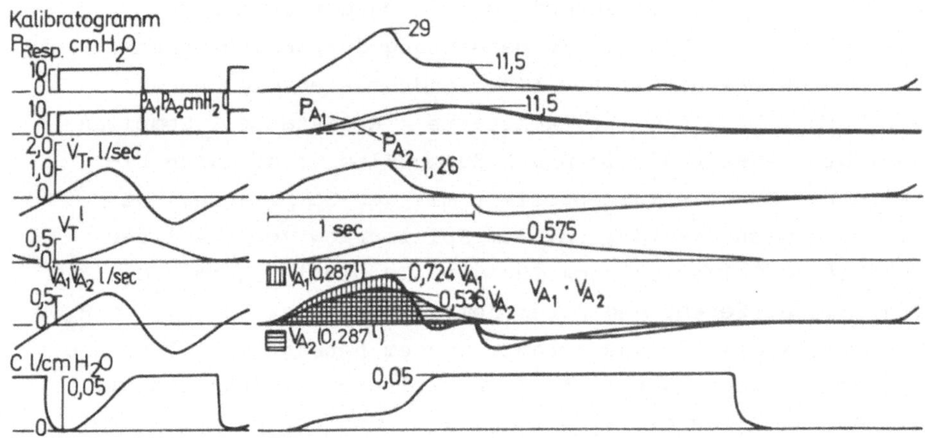

Abb. 4.Alveolar-Gasströmung bei Beatmung mit dem Engström-Respirator. Erläuterung siehe Text

Abb. 4 zeigt die individuelle Alveolar-Gasströmung bei Beatmung mit dem <u>Engström-Respirator:</u>

Links sind das Kalibratogramm, rechts die experimentellen Resultate bei Beatmung mit dem Engström-Respirator dargestellt. Die Kurven bedeuten in der Reihenfolge von oben nach unten:

Insufflationsdruck, der das Druckmaximum mit dem darauffolgenden endinspiratorischen Druck ("Druckplateau") aufweist; endinspiratorischer Druck = 11,5 cm H_2O.

Die beiden Alveolardrücke, auf eine gemeinsame Null-Linie projiziert, die am Ende der Insufflation gleich sind (11,5) und den Compliance-Druck darstellen.

Tracheale Gasströmung, Maximum 1,26 l/sec, Atemvolumen gleich o,575 Liter.

Die beiden Gasströmungen zur Alveole A_1 und A_2, ebenfalls auf einer gemeinsamen Null-Linie dargestellt. Die Fläche zwischen jeder Kurve und der Null-Linie ist für beide Kurven gleich, woraus erkennbar ist, daß die jeder Alveole während der Insufflation zugeführten Volumina identisch sind ($V A_1 = V A_2$).

Die letzte Kurve zeigt die Compliance.
Die Funktionsanalyse dieser Kurven zeigt Abb. 5:

Das Atemvolumen (V_T) ist o,575 Liter. Beide Behälter A_1 und A_2 haben die gleiche Compliance (C = o,o25 l/cm H_2O). Das Zeitkonstantenverhältnis ist 1:1o (R_1 = 2, R_2 = 2o). Die Sollwerte der Volumenverteilung sind je die Hälfte von V_T bei 11,5 cm H_2O Compliancedruck, unabhängig von den verschiedenen Widerständen in den Gaswegen.

Die gemessenen Werte der Volumenverteilung sind gleich den Sollwerten: Der endinspiratorische Druck ist gleich dem aktuellen Compliancedruck (P_C) und daher auch gleich in beiden Alveolen.

Das Volumen - entsprechend dem Integral der Flächen unter den individuellen Gasstromkurven $\dot{V}_{A1}$ und $\dot{V}_{A2}$ - ist in beiden Alveolen gleich dem halben Atemhubvolumen. Das bedeutet, daß beide Alveolen vor Beginn der Exspiration gleichmäßig ausgedehnt waren und daß die individuelle Compliance der beiden Alveolen A_1

und A_2 unverändert geblieben ist.

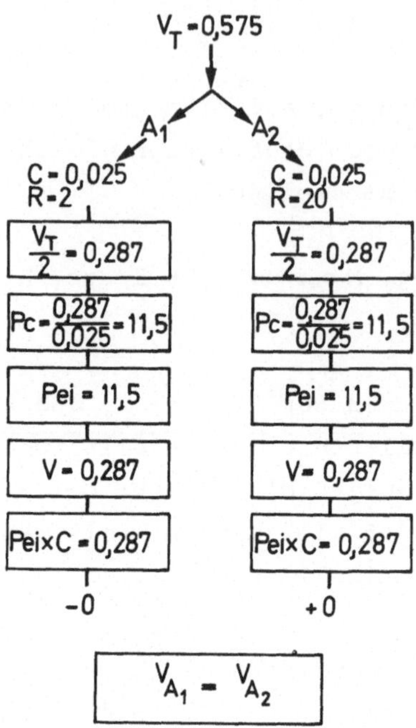

Abb. 5. Funktionsanalyse der Kurven aus Abb. 4. Erläuterung siehe Text

Überlegt man jetzt den Wirkungsmechanismus des Shunt-Schlauches, so ist festzustellen, daß durch die gleichmäßige Ventilationsverteilung auf die beiden Alveolen die gedachten Ballons B_1 und B_2 am Ende des Shunt-Schlauches in den jeweiligen Alveolen das Ausgangsvolumen - und damit die Compliance - nicht veränderten.

Abb. 6 zeigt die Ergebnisse, wenn das System mit konstantem Gasstrom ventiliert wurde, wobei die Behälter ebenfalls durch den Shunt-Schlauch verbunden waren. Die Reihenfolge der Kurven ist die gleich wie vorher, links sind die Eichkurven dargestellt, a, b und c entsprechen drei verschiedenen konstanten Strömungswerten von rund o,5, o,8 und 1 l/sec.

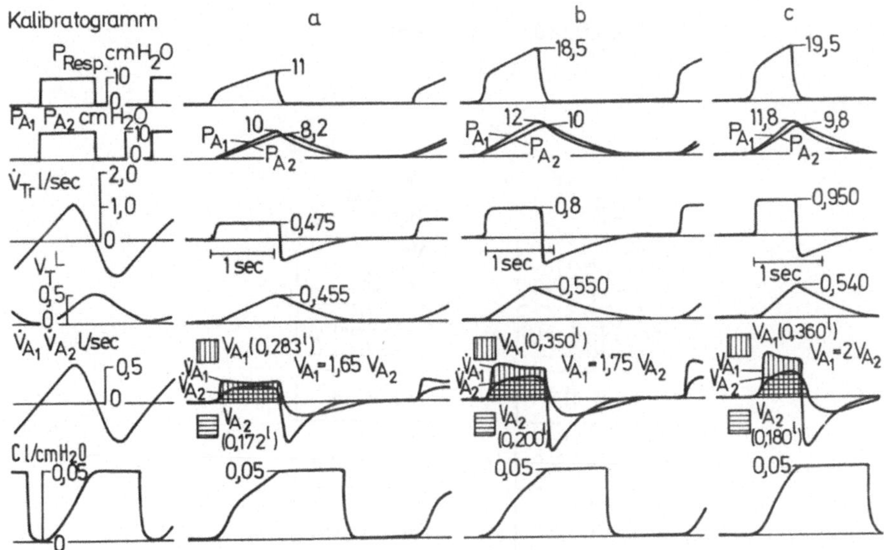

Abb. 6. Alveolar-Gasströmung bei Beatmung mit einem konstanten Gasfluß („Constant-flow-Generator"). Erläuterung siehe Text

In der Kurve 5 fällt bei Vergleich der Flächen unter den Kurven für die einzelnen Gasströmungen auf, daß die Volumenverteilung ungleichmäßig ist. Die Fehlverteilung ist umso größer, je höher der Strömungswert ist:

Die Unterschiede zwischen den Volumina, die am Ende der Insufflation in beiden Alveolen enthalten sind, belaufen sich auf 65 % bei a, 75 % bei b und 1oo % bei c (Faktor 1,65, 1,75 und 2).

Die Funktionsanalyse dieser Kurven (Abb.7) mit konstantem Gasfluß zeigt klar die ungleichmäßige Verteilung des Atemvolumens:

Die Sollwerte für das endinspiratorische Atemvolumen sind 27o ml in jeder Alveole, und der Compliancedruck ist 1o,8 cm H_2O. Die gemessenen Werte dagegen sind 36o ml in der Alveole 1 und nur 18o ml in der Alveole 2. Die Volumenverschiebung durch den Shunt-Schlauch beträgt 65 ml, was zu einer Reduktion der

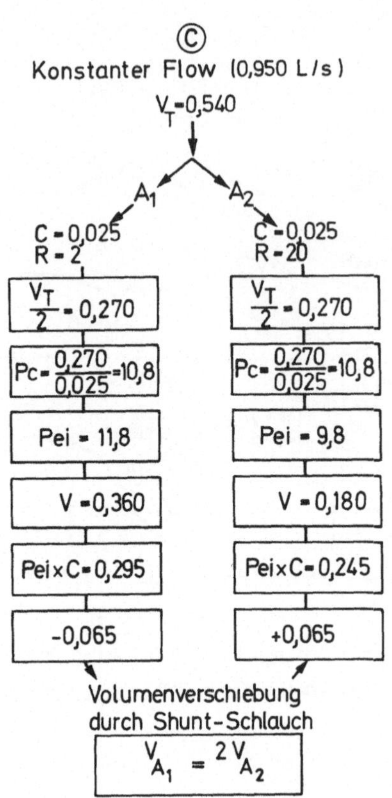

Abb. 7. Funktionsanalyse der Kurven aus Abb. 6. Erläuterung siehe Text

"individuellen" Compliance der Alveole A_2 auf o,o18 l/cm H_2O oder 72 % des Sollwertes geführt hat. Am Ende der Inspiration ist das Volumen in der Alveole A_1 doppelt so groß wie das Volumen in der Alveole A_2.

Während der Inspiration ist bei ungleicher Volumenverteilung ein ständiger Gasstrom durch den Shunt-Schlauch von der Alveole mit niedrigem Widerstand der Gaswege zur mehr stenosierten Alveole. Das bedeutet, daß durch die abrupte Einblasung in die offene Alveole und durch die darauffolgende ungleiche Verteilung des Atemvolumens während des Verlaufs der Insufflation der normalerweise vorhandene Raum für eine optimale Expansion der langsameren Alveolen immer weiter reduziert wird. Dieser Mechanismus bedingt ebenfalls die Complianceveränderung:

Beim Patienten können dabei Complianceveränderungen im Lungensystem resultieren mit sukzessiver Bildung von Atelektasen in den Lungenteilen, die einen erhöhten Widerstand gegen die Insufflation aufweisen.

Zusammenfassend können wir sagen, daß unsere Versuche bewiesen haben, daß die Alveolarvolumenverteilung zwangsläufig ungleichmäßig sein wird, wenn eine konstante Gasströmung bei der Ventilation eines Systems mit verschiedenen Zeitkonstanten verwendet wird. Bei einer konstanten Gasströmung bleibt keine verfügbare Zeit übrig für den Volumenausgleich in den Teilen der Lunge, die längere Zeitkonstanten aufweisen. Ein Teil der Lunge wird immer mehr als der andere ventiliert werden, was zu Atelektasen und Shunt-Bildungen im Lungenkreislauf mit deutlicher Herabsetzung der arteriellen Sauerstoffsättigung führt.

In der Tat zeigte sich bei diesen Versuchen mit konstanten Gasströmungswerten die Alveolarvolumenverteilung auch ungleichmäßig, wenn der Strömungswert geringer als o,5 l/sec war. Um eine akzeptable Ventilation mit konstanten Gasströmen zu erhalten, müßte man bei Erwachsenen bis auf o,1 l:sec hinuntergehen. Dies bedeutet aber auf jeden Fall eine Verlängerung der Inspirationsdauer, um die Verabreichung eines genügenden Atemvolumens zu erlauben, was aber nicht möglich ist, wenn die Atemfrequenz nicht mehr ausreicht, ein adäquates Atemminutenvolumen zu garantieren.

Wir haben aber bewiesen, daß eine accelerierende Gasströmung zusammen mit einer statischen endinsufflatorischen Phase und einem im Respirator verfügbaren kompressiblen Volumen eine völlig gleichmäßige Verteilung des Atemvolumens ermöglicht.

Aber auch andere ventilatorische Parameter sind von großer Wichtigkeit, wie ein sehr aktuelles Beispiel zeigt (Abb. 8):

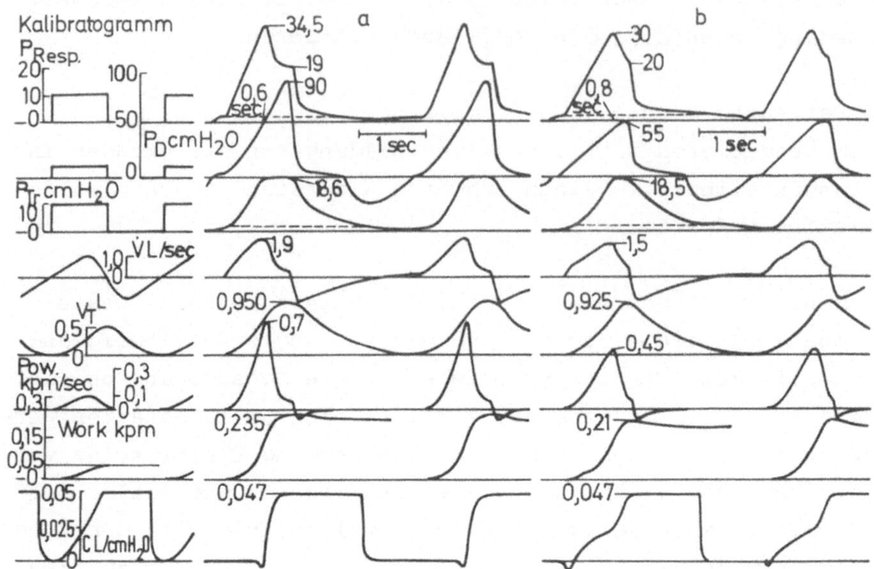

Abb.8. Einfluß unterschiedlicher Entleerungsdrücke des Primärsystems auf das Atemvolumen bei Beatmung mit dem Engström-Respirator. Linker Abschnitt: Kalibratogramm, Mitte: Entleerungsdruck (P_D) 9o cm H_2O, Rechts: Entleerungdruck 55 cm H_2O

Diese Registrierung wurde bei einem Patienten mit primären Lungenschäden und vergrößertem physiologischen Totraum durchgeführt, um den Effekt verschiedener Entleerungsdrücke, also Drücke in Primärsystemen, auf die Drücke in den Luftwegen des Patienten und den Einfluß auf die klinischen Behandlungsresultate näher zu studieren. Es war hierbei notwendig, den vergrößerten Totraum mit größerem Atemzugvolumen zu kompensieren.

Neben dem Kalibratogramm sind zwei Registrierungen dargestellt: a) mit 9o cm H_2O Entleerungsdruck und b) mit 55 cm H_2O Entleerungsdruck.

Die totale Ventilation betrug 21 l/min bei einer Frequenz von 2o Atemzügen/minute.

Was geschieht, wenn der primäre Druck von 9o cm H_2O auf 55 cm reduziert wird?

1. Die Trachealdrücke bleiben gleich; wir haben also in diesem Sinne nichts verbessert.
2. Die Spitze des Gasstromes ist von 1,9 l/sec auf 1,5 l/sec abgefallen und hat sich gleichzeitig um 2/1osec nach rechts verschoben, also von o,6 sec auf o,8 sec.

Es bleiben somit nur o,2 sec bis zu Beginn der Exspiration übrig, wodurch die Voraussetzungen für die Applikation des in den Atemschläuchen gespeicherten Restvolumens und somit für einen Volumenausgleich in den einzelnen Lungenabschnitten beeinträchtigt werden. Man sieht an den Volumenkurven, daß in b) 25 ml/pro Einatmung fehlen, was 5oo ml/min ausmacht (25 x 2o = 5oo).

Die Leistung (Power) in der Einatemphase ist in b) von o,7 auf o,45 kpm/sec stark vermindert, wodurch der Patient unruhig wird und seine Spontanatmung mit dem Respirator nicht mehr synchronisiert.

In akuten Fällen ist es also unbedingt notwendig, den Entleerungsdruck hochzuhalten, damit die Leistung im sekundären System maximal im Verhältnis zum administrierten Volumen steht.

Intrapulmonale Luftverteilung bei der Beatmung mit Engström- bzw. Bennet-Respiratoren

Von M. Baum

Am Vergleich zweier Respiratoren werden im folgenden die Ineffektivitäten der Luftverteilung gezeigt, die in der Praxis tatsächlich vorkommen können.

Die Versuchsanordnung deckt sich weitgehend mit der von Herrn HERZOG. Auch wir verwendeten ein ähnliches Lungenmodell. Ich möchte dennoch kurz eine schematische Darstellung bringen, um auf einige Unterschiede hinweisen zu können (Abb.1).

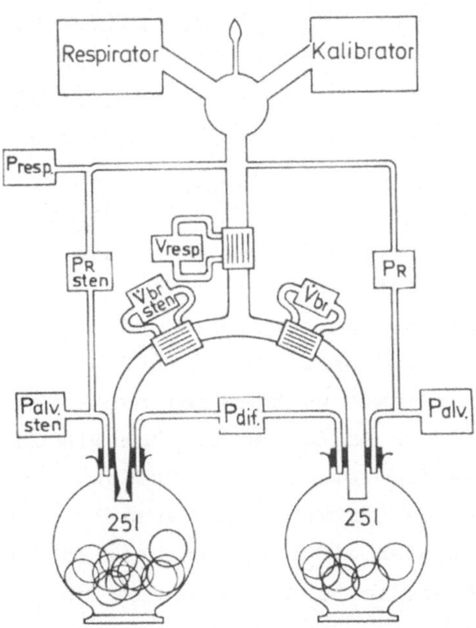

Abb.1. Schematische Darstellung des Versuchaufbaues

Sie sehen hier wieder Respirator, Kalibrator mit Umschalter und das Lungenmodell, bestehend aus beiden Flaschen und dem Schlauchsystem, wobei eine Flasche zur Simulierung der Verteilungsstörung stenosiert werden kann. Es ist klar, daß die stenosierte Hälfte des Modells eine längere Zeitkonstante aufweist als die andere. Es wurde einmal der Respiratordruck (P_{resp}), also der vom Respirator gelieferte Druck gemessen, die beiden Flaschendrücke, die den Alveolardrücken entsprechen (P_{alv}) und die Druckdifferenz zwischen Respirator- und Flaschendruck erfaßt. Das ist jener Druck - wir nennen ihn den Resistancedruck P_r - der zur Überwindung der Strömungswiderstände notwendig ist.

Im völligen Bewußtsein der physiologischen Bedeutung der "shunting-tube" wurde dennoch darauf verzichtet, um noch eindeutiger zeigen zu können, welche Alveolardruckdifferenzen bei einer Fehlverteilung zutage treten. Ein zwischen beide Flaschen geschaltetes Druckmanometer erfaßt diesen Differenzdruck (P_{diff}). Die Flowverteilung wurde durch drei Fleischköpfe bestimmt, wobei Respiratorströmung (Vresp), Bronchialströmung in die stenosierte bzw. in die nichtstenosierte Alveole ($\dot{V}br$) gemessen wurde.

Ich möchte noch einmal kurz zusammenfassen, wie sich der Druck, der vom Respirator geliefert wird, in der Lunge aufteilt (Abb.2). Sie sehen, daß der Respiratordruck eine Komponente benötigt, um die resistiven Widerstände zu überwinden und eine zweite, um die elastischen Widerstände zu überwinden. Die Summe von Resistance- und Alveolardruck entspricht zu jedem Zeitpunkt dem momentanen Druck des Respirators. Der Druck,der zur Überwindung der Strömungswiderstände notwendig ist, ist das Produkt aus der Strömung und Resistance, wobei die Strömung die Variable darstellt und die Resistance mehr oder minder eine Proportionalitätskonstante ist. Der Alveolardruck ist nichts anderes als der Quotient aus dem in den Alveolen herrschenden Druck und der alveolären Compliance. Resistance und Compliance ergeben die Zeitkonstante, die eine sehr wesentliche Bedeutung für unsere Betrachtungen hat.

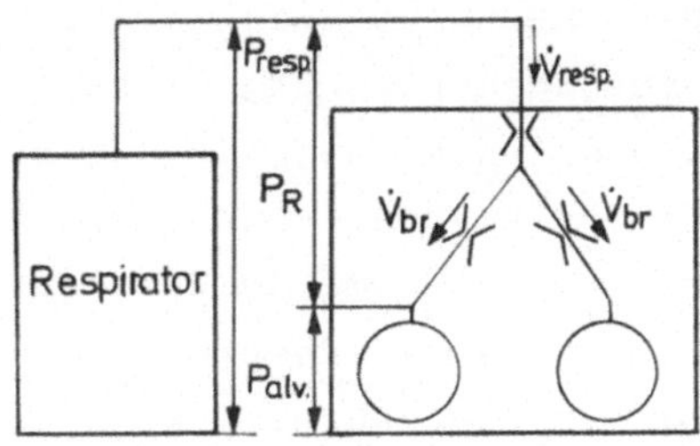

$$P_{resp.} = P_R + P_{alv.}$$

$$P_R = \dot{V}_{resp.} \cdot R$$

$$P_{alv.} = \frac{V_{alv.}}{C}$$

$$\tau = R \cdot C$$

Abb. 2. Druckaufteilung des vom Respirator gelieferten Druckes

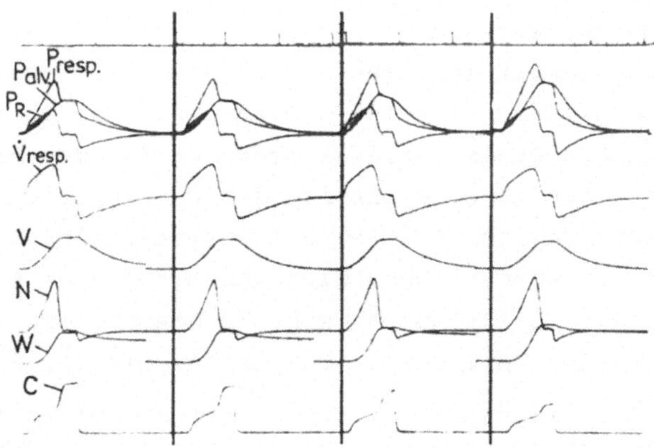

Abb. 3. Funktionsanalyse des Engström-Respirators bei zunehmender Verteilungsstörung

Abb. 3 zeigt bereits eine Meßkurve, wie sie der Engström-Respirator in unserer Versuchsanordnung liefert. Sie sehen im ersten Abschnitt die Grundeinstellung mit der Druckanalyse.Der Respiratordruck besteht aus Alveolar- und Resistancedruck; würden sie zu jedem Zeitpunkt die Summe der beiden Drucke bilden, dann bekämen Sie als Ergebnis die Respiratordruckkurve. Es ist daher klar, daß während der Plateauzeit, wo Alveolar- und Respiratordruck gleich groß sind, kein Resistancedruck herrschen kann.

Ich möchte noch kurz einige Begriffe einführen, die das von Herrn OLOFSON Gesagte in seiner praktischen Bedeutung unterstreichen. Die Einblasungsphase, d.h. jene Phase, wo der Kompressor das Sekundärsystem entleert, geht bis zum Spitzendruck. Während dieser Zeit wird das Gas aus der Atemblase gepreßt. Das Absinken dieses Spitzendruckes ist dadurch gegeben, daß im Respirator- und Schlauchsystem etwa ein Volumen von 5 l eingefangen ist und sich dieses Volumen dann in der Lunge entspannt. Diese sogenannte Verschlußzeit ist also keine absolut statische Phase, vielmehr wird hier nach der Einblasungsphase noch aktiv Gas in die Lunge verschoben.

Im Abschnitt 2 sehen Sie den ersten Grad der Verteilungsstörung, wobei hier eine einseitige Stenosierung von 1o cm H_2O/l/sec vorgenommen wurde, was einem Zeitkonstantenverhältnis von 1:1o entspricht. Sie werden in dieser Abbildung, die sich auf die stenosierte Alveole bezieht, keine großen Unterschiede merken. Einzig und allein ein etwas verlangsamter Anstieg des Alveolardruckes in der stenosierten Alveole infolge der verlängerten Zeitkonstante und ein mäßiggradiger Anstieg des Resistancedruckes kann beobachtet werden. Im wesentlichen wird aber in dieser Alveole der Alveolardruck das Plateau noch recht frühzeitig erreichen - es wird also auf jeden Fall ein uniformer Alveolardruck in der gesamten Lunge vorliegen. Der nächste Bildabschnitt zeigt bereits eine etwas ausgeprägtere Verteilungsstörung; hier verwenden wir eine einseitige Stenose von 3o cm H_2O/l/sec., das entspricht einem Zeitkonstantenverhältnis von 1:3o, was einer bereits massiven Verteilungsstörung gleichzusetzen ist. Sie erkennen in diesem Abschnitt, daß der Alveolardruck den Plateaudruck nicht mehr erreichen kann. Das ist verständlich, wenn man bedenkt, daß die Zeitkonstante für diese Alveole auf das 3ofache erhöht ist. Es tritt dennoch nur eine geringe endinspiratorische Druckdifferenz von etwa 2 cm H_2O auf. Gleichzeitig erkennen Sie in dieser Einstellung einen leichten Rückgang des Spitzenflows.Der Resistancedruck ist beachtlich angestiegen, herrscht aber hauptsächlich während der Einblasungsphase und nähert sich am Ende des Plateaus dem Nullwert.

Der letzte Bildabschnitt der Abb. 3 veranschaulicht die Verhältnisse bei einer extremen Verteilungsstörung. Wir haben eine einseitige Stenosierung von 114 cm H_2O/l/sec vorgenommen. Diese Obstruktion kommt einem Verschluß des Atemweges bereits sehr nahe, und es soll eigentlich nur gezeigt werden, daß sich bei solchen extremen Verhältnissen die Alveolen in der Exspiration nicht mehr zu entleeren vermögen. Das gesamte Druckgeschehen bewegt sich bereits in einer erhöhten Atemmittellage, und es wird auch bei weitem der Plateaudruck unterschritten. Es ist eigentlich illusorisch, bei solchen Verhältnissen von einer gleichmäßigen Gasverteilung zu sprechen; es sollte nur demonstriert werden, wo die Grenzen liegen.

Das Verhalten des Bennett-Respirators unter den gleichen Versuchsbedingungen zeigt Abb 4. Auch hier erkennt man im ersten Abschnitt die Grundeinstellung. Der Bennett wurde als "Controller" betrieben, in diesem Zustand ist er zeitgesteuert und nicht flow- oder druckgesteuert. In der Grundeinstellung liegt keine Verteilungsstörung vor. Es wird initial eine sehr hohe Strömungsspitze erreicht, die schlagartig einsetzt und dann gegen Ende der Inspiration wieder abnimmt. Demzufolge ist der am Anfang herrschende Respiratordruck lediglich als Resistancedruck aufzufassen. Zu diesem Zeitpunkt wird noch kein Gas in die Alveole gelangen. Sie erkennen in der Folge das Ansteigen des Alveolardruckes unter gleichzeitigem Abfall des Resistancedruckes. Am Ende der Inspiration herrscht noch ein geringer Resistancedruck, daher kann der Alveolardruck den Respiratordruck nicht zur Gänze

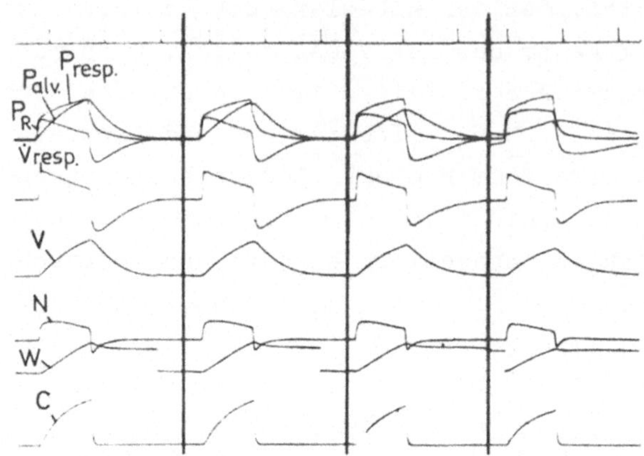

Abb. 4. Funktionsanalyse des Bennett-Respirators bei zunehmender Verteilungsstörung

erreichen. Im zweiten Bildabschnitt ist wieder der erste Grad der Verteilungsstörung dargestellt. Sie sehen bereits einen deutlichen Unterschied im endinspiratorischen Druck, man muß also bereits mit einer Fehlverteilung rechnen. Noch gravierender ist das im dritten Abschnitt zu erkennen, und wenn Sie sich erinnern, lierferte der Engström unter diesen Bedingungen eine Druckdifferenz von etwa 2 cm H_2O, beim Bennett finden wir hingegen 5-6 cm H_2O. Der letzte Abschnitt zeigt wieder die erhöhte Mittellage und die unzureichende Ventilation dieser Regionen. Noch deutlicher erkennt man die Druckdifferenzen in Abb. 5. Wie bereits in der schematischen Darstellung des Versuchsaufbaues besprochen wurde, wird an Stelle der "shunting-tube" ein Differenzdruckmanometer eingeschaltet, was eine Beurteilung der Druckdifferenz am Ende der Inspiration ermöglicht. In der Grundeinstellung der Abb. 5 herrscht keine Alveolardruckdifferenz, da die Zeitkonstanten beider Hälften gleich groß sind. Mit wachsendem Stenosierungsgrad einer der beiden Flaschen kommt es zu einer Zunahme dieser Druckdifferenz, wobei im letzten Abschnitt diese Druckdifferenz nahezu identisch mit dem Respiratordruck ist.

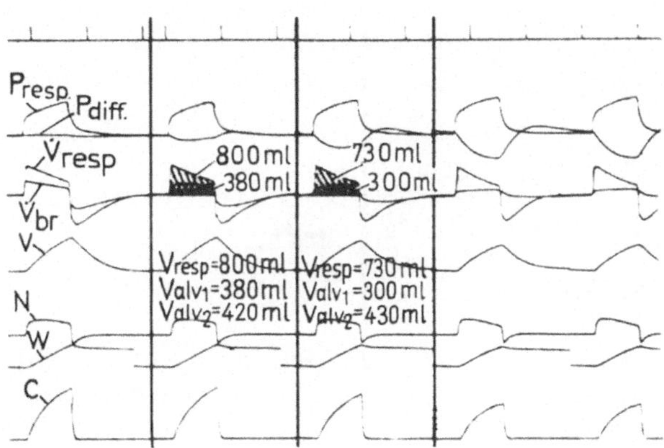

Abb. 5. Differenzdruck und Flowverteilung des Bennett-Respirators unter Meßbedingungen

Die zweite Analyse dieser Darstellung bezieht sich auf die Strömung (Abb.5). Sie erkennen die Gesamtströmung ($\dot{V}_{resp}$) und die Bronchialströmung ($\dot{V}_{br}$) in die stenosierte Flasche. Bereits beim ersten Grad der Verteilungsstörung ergibt sich eine Fehlverteilung, wobei die 8oo ml Respiratorvolumen zu 38o ml in die stenosierte und zu 42o ml in die nichtstenosierte Alveole verabreicht werden. Im nächsten Bildabschnitt sind es 73o ml, die in 3oo ml und 43o ml aufgeteilt werden. Im letzten Abschnitt wurde aus den bereits erwähnten Gründen auf eine Auswertung verzichtet.

Die gleichen Analysen haben wir nun auch beim Engström-Respirator vorgenommen (Abb.6). Zu diesem Zweck mußte die Kanalanordnung am Schreiber umgestellt werden. Die beiden Alveolardrucke P_{alv1} und P_{alv2} wurden auf eine gemeinsame Grundlinie geschrieben, und ebenso der Gesamtflow und der Flow in die nichtstenosierte Alveole. Zur genauen Analyse wurde überdies eine höhere Schreibgeschwindigkeit gewählt, und man erkennt dadurch eine ganz geringfügige Überblasung der Alveole mit der kurzen Zeitkonstante. Was bedeutet aber nun die Überblasung?

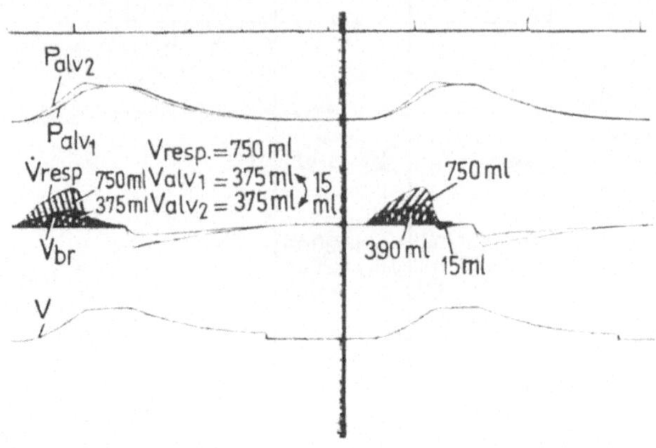

Abb. 6. Flowverteilung des Engström-Respirators bei einer Verteilungsstörung von 1:1o

Wir müssen davon ausgehen, daß, wenn zu irgendeinem Zeitpunkt der Inspiration in einer Alveole ein höherer Druck herrscht als der endexspiratorische, es zu einer intrapulmonalen Rückverteilung der Luft kommen muß. Wenn der Druck in einer Alveole während der Inspiration zurückgeht, muß auch ihr Alveolarvolumen abnehmen, also Luft ausströmen und in andere Alveolen übergehen, und tatsächlich erkennen Sie im nächsten Bildabschnitt, daß ein negativer Flow von 15 ml aus der nichtstenosierten in die stenosierte Alveole nachzuweisen ist. Demgegenüber bleibt aber die endinspiratorische Luftverteilung gleich, d.h. trotz einer Verteilungsstörung von 1:1o bekommen beide Alveolen das gleiche endinspiratorische Volumen.

Abb.7 zeigt den zweiten Stenosegrad, der einem Zeitkonstantenverhältnis von 1:3o entspricht. Wie bereits in Abb.3 gezeigt werden konnte, können sich die beiden Alveolardrücke aneinander nicht mehr annähern. Demzufolge muß es auch in diesem Fall zu einer mäßiggradigen Fehlverteilung kommen. Gleichzeitig erkennt man auch hier das Auftreten von Pendelluft die sich nicht so sehr in einer kurzzeitigen Überblasung der Alveole wie in Abb. 6 äußert,

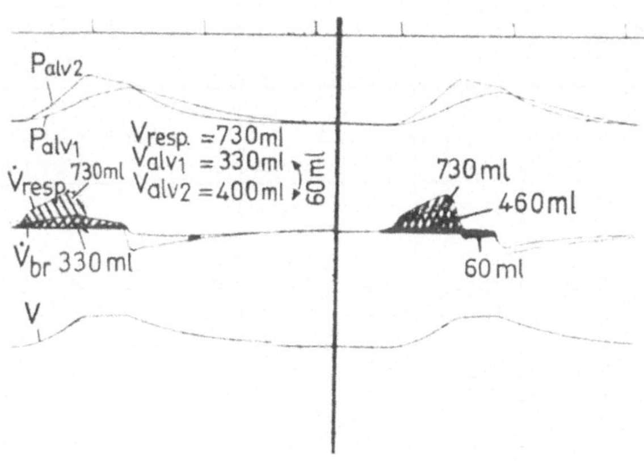

Abb.7. Flowverteilung des Engström-Respirators bei einer Verteilungsstörung von 1:3o

sondern vielmehr in einer Schräglage des gesamten Plateaus. Während der Verschlußzeit senkt sich das Plateau leicht ab, es sinkt der Druck in der überblasenen Alveole aufgrund eines Volumenverlustes in die stenosierte Hälfte ab.

Das mag zunächst wie eine Kritik dieses Beatmungssystems aussehen. Ich wollte das bewußt in die Diskussion bringen, weil es immer wieder das Argument jener Gruppen darstellt, die behaupten, die ganze gleichmäßige Verteilung würde nur auf Kosten von Pendelluft erzielt werden. Um diesen Argumenten entgegenzutreten, möchte ich Ihnen eine tabellarische Gegenüberstellung unserer Ergebnisse zeigen, wobei die beiden Stenosegrade berücksichtigt wurden, die einer Verteilungsstörung von 1:1o bzw.1:3o entsprechen (Tabelle 1). Im oberen Abteil sind die Werte des Engström-Respirators eingetragen. Beim ersten Grad der Stenose ist die Volumendifferenz am Ende der Inspiration Null. Vergleichsweise weist der Bennett-Respirator eine Fehlverteilung von 4o ml auf, das sind 1o % des alveolären Volumens. Beim zweiten Grad der Stenose finden wir folgende Werte: 7o ml Fehlverteilung beim Engström, also 19 % beim Bennett sind es 13o ml, was 36 % entspricht.

Tabelle 1

Typ	Grad	V_{alv1} ml	V_{alv2} ml	V_{dif} ml	%Valv	V_{pendel} ml	%Vresp
Engström 15o	R_{1o}	375	375	-	0	15	2
	R_{3o}	33o	4oo	7o	19	6o	8
Bennett PR2	R_{1o}	38o	42o	4o	1o	-	-
	R_{3o}	3oo	43o	13o	36	-	-

Die Pendelluft beim Engström betrug beim ersten Grad der Verteilungsstörung 15 ml, also ganze 2 % des Atemzugvolumens. Ein Effekt auf die Blutgaswerte kann eigentlich daraus nicht resultieren, und wenn, so müßte er theoretisch durch eine Volumenerhöhung von 2 % zu kompensieren sein. Selbst bei der massiven Verteilungsstörung beträgt die Pendelluft nur 8 %, was einen für den Gasaustausch völlig uninteressanten Wert darstellt. Es ist dagegen eine viel gleichmäßigere Verteilung der Atemgase erreicht worden, was unserer Meinung nach für die Lungenmechanik wesentlich bedeutungsvoller ist als die geringfügige Menge von Pendelluft, die gasaustauschmäßig nicht ins Gewicht fällt.

Klinische Erfahrungen beim Einsatz des Engström-Respirators zur Narkose-Beatmung*

Von D. Langrehr

Herr OLOFSON und Herr HERZOG haben sehr deutlich klargemacht, was ein guter Respirator leisten soll. Ein Punkt ist aber dabei vielleicht etwas zu kurz gekommen: die Beeinflussung vor allem des kleinen Kreislaufes durch die maschinelle wie auch manuelle Beatmung.

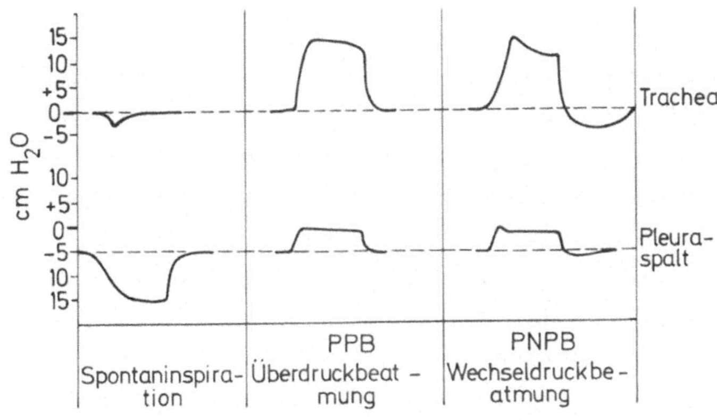

Abb. 1. Umzeichnung des Druckverlaufes in der Trachea und dem Pleuraspalt aus Originalregistrierungen beim Hund während Spontanatmung, Überdruck- und Wechseldruckbeatmung

Abb. 1 zeigt die grundlegenden Unterschiede in den Druckabläufen der Trachea und des Pleuraspaltes bei Spontanatmung gegen-

*Mit Unterstützung der Deutschen Forschungsgemeinschaft

über Überdruck- und Wechseldruckbeatmung. Auf die sehr komplizierten Zusammenhänge bei der Messung und Beurteilung des sogenannten "negativen Pleuraspaltdruckes" kann ich hier aus zeitlichen Grunden nicht eingehen.

Die Dondersche Lungenpleuraraumvorstellung ist leider nur ein Modell zur Veranschaulichung, die tatsächlichen Zusammenhänge sind weit komplizierter. Nehmen Sie bitte diese Abbildung nur als Ausgangspunkt der Diskussion.

Diese entbrannte vor ungefähr 15 Jahren mit der Installation der Überdruck- und Wechseldruckbeatmung unter dem Einfluß der ersten umfangreichen Erfahrungen mit der Eisernen Lunge (Caisson-Beatmung) um die Frage, ob eine solche, von der physiologischen Atmung vollständig abweichende Beatmungsform, nicht schwerwiegende, unerwünschte Folgen haben müßte. Dabei wurde die Güte des erzielten Gasaustausches wegen der sofort offensichtlichen Erfolge zunächst wenig diskutiert - hier liegt heute, wie Sie wissen, das Schwergewicht der Bemühungen -. Hauptanliegen war damals die Kreislaufbeeinflussung. Man hatte belegen können, daß während der Spontaninspiration der herzwärts gerichtete Blutdurchfluß in der Vena cava ansteigt und daraus die Vorstellung von der Spontanatmung als zusätzliche Blutpumpe entwickelt (BAXTER und PEARCE). Auf der anderen Seite ließ sich der Valsalva-Versuch mit der Überdruckbeatmung leicht imitieren, wie Sie in Abb. 2 sehen. Hier ist der rechte Vorhofdruck und der Druck in der Vena cava inferior bei hyperventilatorischer Überdruckbeatmung in eine Spontanatmung hinein inspirationssynchron bis zu 2o mm Hg erhöht, wonach der aortale Systemdruck kontinuierlich abfällt. Die Druckerhöhung in Vorhof und Vena cava ist hier nicht Ausdruck vermehrter Blutfülle, sondern im Gegenteil verminderten Blutdurchflusses. Abb. 3 zeigt den Zusammenhang noch deutlicher. Hier ist in die Spontanatmung hinein eine Überdruckbeatmung mit nachfolgender erheblicher Lungenblähung mit inspiratorischem Überdruck durchgeführt, wonach zunächst die Auswurfleistung des rechten Ventrikels (unten, Arteria pulmonalis-Flowmeter) kurz abfällt,

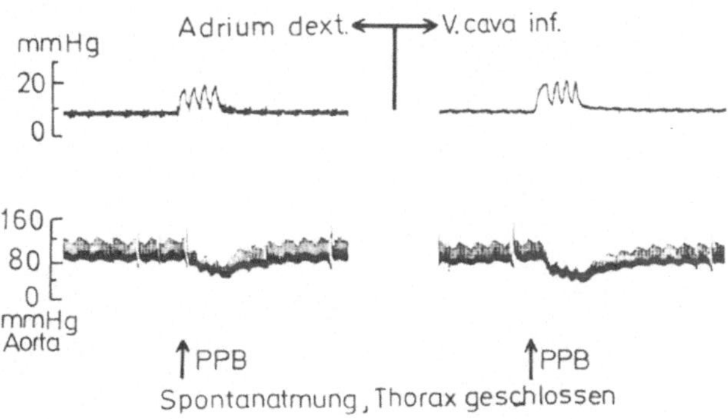

Abb. 2. Druck im rechten Vorhof und der Vena cava inferior (oben) sowie Aortendruck (unten) beim Hund während Spontanatmung mit jeweils zwischengeschalteten 4 Atemzügen Überdruckbeatmung (Hyperventilation, Luft). Keine Relaxation

sich wieder einigermaßen stabilisiert, um dann ganz auf Null abzufallen. Entsprechend sinkt der aortale Druck (oben) zunächst kontinuierlich, dann schnell ebenfalls bis auf 1o mm Hg.

Dieser Valsalva-Mechanismus der Bluteinstrombehinderung in das rechte Herz durch Erhöhung des intrathorakalen Druckes und damit transmural des Druckes in den großen Venen des Thoraxraumes wurde als gefährlicher Effekt der Überdruckbeatmung während der Inspirationsphase gewertet und sollte nach den Befunden BREECHERs (Venous return, phasische Flowmetrie) durch die Cavadurchflußvermehrung während der exspiratorischen Sog-Phase (Wechseldruckbeatmung) kompensierbar sein.

Diese Untersuchungen wurden von KILBURN und SIEKER sowie BRAUNWALD mit der Dye-Dilution-Technik am zentralen Blutvolumen bestätigt, und fanden durch OPDYKE, CANNILE und BROSUK, die

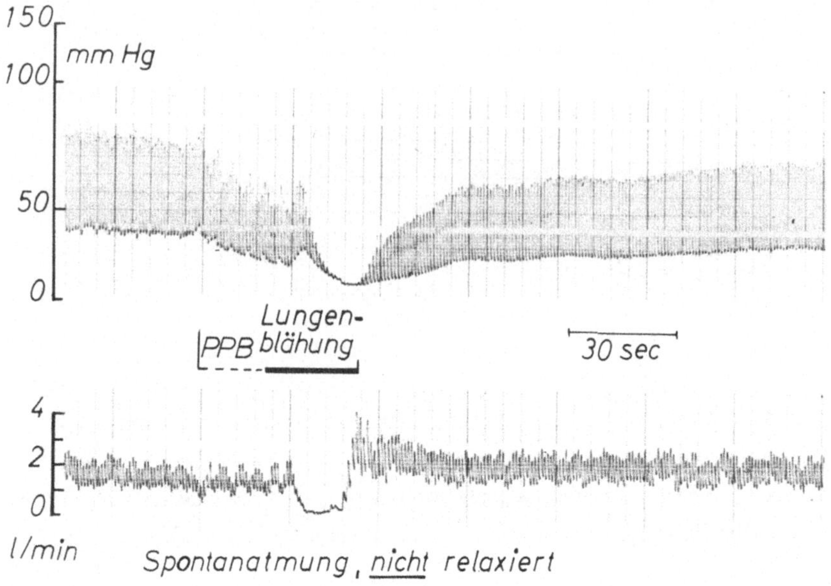

Abb. 3. Aortendruck (oben) und Flow in der Arteria pulmonalis (unten elektromagnetisches Flowmeter, mean pattern) bei in die Spontanatmung eingeschalteter Überdruckbeatmung und Lungenblähungen. Hund, ohne Relaxation

mit repetierten, phasensynchronen Dye-Dilution-Kurven einen inspiratorischen Herzminutenvolumen-Abfall bei Überdruckbeatmung des Menschen registrierten, eine gewisse Bestätigung. An isolierten Tier- und Menschenlungen fand sich zudem synchron mit dem inspiratorischen Anstieg des transpulmonalen Druckes während der Beatmung eine Abnahme der Durchflußmenge bei Erhöhung des Strömungswiderstandes (DE BURGH DALY, SCHLICHER und BÖHME, HUBAY, Müller und DEBRUNNER). PIIPER und SCHORER wiesen als erste darauf hin, daß in ihren Versuchen die Gefäßwiderstandserhöhung aber erst oberhalb + 7 mm Hg inspiratorischem transpulmonalem Effektivdruck meßbar wird, und belegten so den wichtigen Punkt des Ausmaßes der Druckerhöhung für die Relevanz des Effektes.

Jedenfalls wurde zunächst aus diesen Befunden geschlossen, daß 1) in jedem Falle eine Wechseldruckbeatmung gegenüber der Überdruckbeatmung Vorteile habe und daß 2) zur Erzielung eines transpulmonalen Beatmungsmitteldruckes (Effektivdruck) von nahezu Null eine tiefe Sogphase (bis -2o cm H_2O) erforderlich sei (MALONEY und WHITTENBERGER, HANDFORD, STOFFREGEN u.v.a.). Gleichzeitig wiesen jedoch LYNCH, LEVI und ELLIS auf die nachteiligen Wirkungen der tiefen Sogphase hin, da Trachea und Stammbronchien um 7 - 19 % und kleinere Interlobärbronchien bis zum völligen Verschluß eingeengt werden können.

Diese historische Überlegung, durch eine umfangreiche klinische Praxis in aller Welt weitgehend widerlegt, basierten zwar auf reproduzierbaren Befunden, ließen aber einige Zusammenhänge außer Betracht.

1. Die muskuläre Relaxation wurde sowohl bei den Tierexperimenten als auch beim Valsalva-Versuch am Menschen unter sonst klinischen Beatmungsbedingungen meist nicht berücksichtigt. Sie ist aber für den in diesem Zusammenhang einzig relevanten maximalen inspiratorischen transpulmonalen Effektivdruck ein entscheidender Faktor. Die Zeitdauer dieses Druckes während des respiratorischen Cyclus (Zeitverhältnis von Inspiration und Exspiration, Verschlußdruckzeit beim Engström-Respirator) wurde ebenfalls nicht gebührend berücksichtigt. Diese Beatmungen wurden alle mit ganz primitiven "Blower"-Maschinen durchgeführt.

2. Während es sich bei der Mehrzahl der Experimentalbefunde um solche beim Hund handelte, wurde nicht in Betracht gezogen, daß bei diesem Labortier die Vena cava nicht wie beim Menschen im mediastinalen Gewebe ausgespannt ist, sondern nahezu nackt in ganz lockerem Bindegewebe liegt und durch viel niedrigere Drücke fast vollständig komprimiert werden kann. Dementsprechend läßt sich beim Hund schon mit sehr niedrigen inspiratorischen Drücken ein kompletter "flow-stop" in der Vena cava erzielen.

Zu der Bedeutung der Relaxation noch ein Beispiel aus eigenen früheren Untersuchungen.

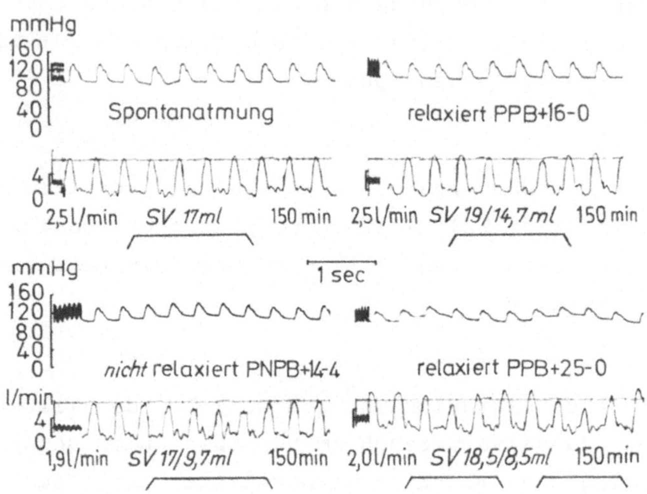

Abb. 4. Hund, 2o kg, initiale Morphin-Choralose-Narkose, subchronischer Versuch mit A.pulmonalis-Flowmessung nach Thoraxverschluß und Thoraxsaugdrainage. Teils wach (spontane Luftatmung), teils $N_2O : O_2 = 1:1$ Beatmung mit einfachem "Blower" (Typ Pulmonat). Jeweils oben: Aortendruck; unte: Flow in den A.pulmonalis (mean und phasisch). Herzfrequenz konstant 15o/min.
Weitere Einzelheiten siehe Text

Abb. 4 zeigt jeweils oben den aortalen Systemblutdruck und unten den phasischen Flowverlauf in der Arteria pulmonalis mit elektromagnetischer Flowmessung am Hund. Bei Spontanatmung beträgt das mittlere Schlagvolumen 17 ml, das HZV 2,5 l/min, die Herzfrequenz ist mit 15o/min zu allen vier Versuchszeiten der Abbildungen konstant. Bei Überdruckbeatmung mit Vollrelaxation (PPB + 16 - o cm H_2O) bleibt das HMV 2,5 l/min, das Schlagvolumen wechselt zwischen 19 ml exspiratorisch und 14,7 ml inspiratorisch. Auch bei Hyperventilation in Vollrelaxation (PPB + 25 - O) sinkt das HMV nur auf 2 l/min, das Schlagvolumen wechselt zwischen exspiratorisch 18,5 ml und inspiratorisch 8,5 ml. Ist das Tier unrelaxiert, führt selbst eine Normoventilation mit exspiratorischer Sogphase (PNPB + 14 - 4) nur zu einem HMV von 1,9 l/min mit einem Schlagvolumen von exspiratorisch 17 ml und inspiratorisch 9,7 ml.

Abb. 5 zeigt bei einem anderen Hund jeweils während eines respiratorischen Cyclus die phasische Flowmessung des rechtsventrikulären Schlagvolumens (Arteria pulmonalis, elektromagnetisches Flowmeter, oben), den Druck in der Arteria pulmonalis (Statham-Element, unten) sowie den Verlauf der errechneten rechtsventrikulären Arbeit (A) und des Widerstandes im pulmonalen Strombett (W) von Herzschlag zu Herzschlag. Es wird deutlich, daß 1) der Anstieg von W und A direkt umgekehrt respirationsphasengetreu zwischen Spontanatmung und Beatmung verläuft, daß 2) die Unterschiede im Ausmaß dieser Schwankung zwischen Spontanatmung und Wechseldruckbeatmung während Vollrelaxation (PNPB + 1o - 8) unbedeutend sind und daß 3) zunehmend ausgeprägtere Schwankungen mit großen Anstiegen von W und A trotz Wechseldruckbeatmung bei abklingender und fehlender Relaxation vorhanden sind (PNPB + 2 - 6; PNPB + 14 - 2).

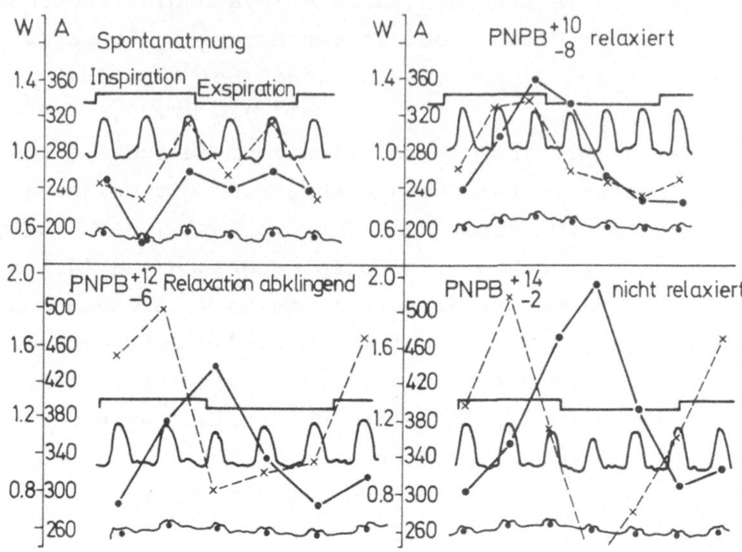

Abb. 5. Hund, 18 kg, initiale Morphin-Choralose-Narkose, subchronischer Versuch mit A.pulmonalis-Flowmessung nach Thoraxverschluß und Thoraxsaugdrainage. Teils wach (spontane Luftatmung) teils N_2O : O_2 = 1:1 Beatmung (Pulmonat).
Jeweils während eines respiratorischen Cyclus oben: phasische A.pulmonalis Flow-pattern;
unten: Druck A. pulmonalis und errechneter Widerstand in der Lungenstrombahn (W = pulm) sowie errechnete Arbeit des rechten Ventrikels (A) von Herzschlag zu Herzschlag.
Weitere Einzelheiten siehe Text

Wir können aus dem Gesagten und den angeführten Beispielen zusammengefaßt folgendes entnehmen:

1. Die anatomischen mediastinalen Verhältnisse beim Menschen lassen im allgemeinen eine Überdruckbeatmung ohne wesentliche Beeinflussung des intrathorakalen Blutumlaufes zu. Für kurzfristige Beatmungen (Anästhesie) kommt dabei einer ausreichenden Relaxation eine zentrale Bedeutung zu. Für längerdauernde Beatmungen (Langzeit-Narkose, therapeutische Dauerbeatmung) tritt die Bedeutung der Relaxation wieder zurück, weil einmal ein

peripher venomotorischer Kompensationsmechanismus das Blutangebot für das rechte Herz garantiert (GUAZZI; LIBRETTI; ZANCHETTI; PRICE; CONNOR; DRIPPS und WHITTENBERGER; SYKES und Mitarb.) und zum anderen beim wachen Dauerbeatmungspatienten der Vorgang der rhythmischen Anpassung (Mitatmung) die Beatmung auch durch frequenzkonstante Respiratoren in Richtung auf assistierte Beatmung mit geringen inspiratorischen transpulmonalen Drücken verschiebt. Selbst in Fällen mit erheblich hohen inspiratorischen Maximaldrücken (5o - 8o cm H_2O), z.B. bei der Beatmung des Status asthmaticus oder der schweren chronisch-obstruktiven Atemwegsbehinderung, garantiert der venomotorische Regulationsmechanismus ein genügendes Blutangebot für das rechte Herz, und der bei solchen Zuständen nur durch die Beatmung gesicherte pulmonale Gasaustausch hält die Patienten am Leben. Es muß zudem immer berücksichtigt werden, daß der am Gerätemanometer abgelesene inspiratorische Maximaldruck (Verschluß-Plateau-Druck beim Engström) immer deutlich höher liegt als der transpulmonale Effektivdruck.(Entsprechende Erfahrungen heute selbst mit PEEP).

2. Bei Fehlen der venomotorischen Regulationsmechanismen oder bei insgesamt schlechter Kreislauffüllung (Tetraplegie, Lumbalanaesthesie, hämorrhagischer Schock, Ganglienblockade zur künstlichen Blutdrucksenkung) muß ganz besonders sorgfältig ein möglichst kurzzeitig wirkender und möglichst niedriger effektiver transpulmonaler Inspirationsdruck angestrebt werden (MALONEY, SARNOFF und WHITTENBERGER).

3. Je besser ein Respirator hinsichtlich inspiratorischem Maximal- und Plateau-Druck und hinsichtlich des Verhältnisses Inspirations- und zu Exspirationszeit sowie der Möglichkeit der pulmonalen Gasverteilung insbesondere bei schwierigen Verhältnissen (obstruktive Atemwegerkrankungen) ausgelegt ist, umso unproblematischer wird die Überdruckbeatmung selbst bei abklingender oder fehlender Relaxation.

4. Von bestimmten speziellen Ausnahmen abgesehen ist die Wechseldruckbeatmung entbehrlich. Die Vorstellung von der Notwendig-

keit eines Beatmungsmitteldruckes = Null (inspiratorisches Druckzeitintegral = exspiratorisches Druckzeitintegral) war hinsichtlich der Kreislaufbeeinflussung theoretisch und hat praktisch keine Relevanz.

Wir übersehen jetzt etwa 25 ooo Anästhesien mit dem Engström-Respirator - das sind ungefähr 5o % unserer Routine-Anästhesien - auch für kurzdauernde IT-Narkosen. Wir glauben, daß, auch wenn man nur kurzfristig beatmet, eine optimale maschinelle Beatmung ausschließlich Vorteile bietet. Der Anästhesist hat die Hände frei für die vielen anderen Dinge, die er tun soll, insbesondere bei Risikonarkosen. Ein volumengesteuerter Respirator ist einem druckgesteuerten "Blower" immer überlegen, denn der Anästhesist muß sicher sein, daß ein adäquates Volumen appliziert wird unter den häufig wechselnden Bedingungen wie z.B. Änderungen des Atemwegwiderstandes, Husten, Spontanatemzügen bei noch nicht oder nicht mehr voll relaxierten Patienten. Übersichtliche Handhabung und geringe Reparaturanfälligkeit sind für den Engström-Respirator kennzeichnend, womit er in vielen Detailpunkten als führend in der Generation moderner, leistungsfähiger Respiratoren angesehen werden kann.

LITERATUR

1.ALTMANN, K.: Experimentelle Untersuchungen über das Verhalten der Lungengefäße bei künstlicher Lungendehnung. Verh.dtsch.Ges.Anatomie, S.272 Jena: Gustav Fischer, 1953.

2. AVIADO, D.M.: The lung circulation. New York Pergamon Press:1965

3. BAXTER, I.G., PEARCE, J.W.: J. Physiol. (Lond.) 145, 41o (1951).

4. BREECHER, G.A.: Venous return. New York/London,Grune a.Stratton: 1956.

5. COURNAND, A., MOTLEY, H., WERKÖ, L., RICHARDS, D.: Physiological studies of intermittent pressure breathing on cardiac output in man. Amer. J.Physiol. 152, 162 (1948).

6. DE BURGH DALY, LUDANY, G., TODD, A., VERNEY, B.: Quart. J. exp. Physiol. 27, 123 (1937).

7. GUAZZI, M., LIBRETTI, A., ZANCHETTI, A.: Tonic reflex regulation of the cat's blood presure through vagal afferents from the cardiopulmonary region. Circulat Res. 11, 7 (1962).

8. HÖRNICKE, H., STOFFREGEN, J.: Vergleich von Überdruckbeatmung und Wechseldruckbeatmung im Tierexperiment. Langenbecks Arch. Chir. 283, 185 (1956).

9. HUBAY, Ch., WALTZ,R., BREECHER, G., PRAGLIN, J., HIGSON, A.: Circulatory dynamics of venous return during positive-negative pressure respiration. Anesthesiology 15, 445 (1954).

1o. KRUG, H., SCHLICHER, L.: Die Dynamik des venösen Rückstroms. Leipzig, VEB Georg Thieme: 196o.

11. LYNCH, S., LEVY, A., ELLIS, K.: Effects of alternating positive and negative endotracheal pressure on the caliber of bronchi. Anaesthesiology 2o, 325 (1959).

12. MALONEY, J.V., HANDFORD, S.W.: Circulatory responses to intermittent positive and negative pressure respirators. J.appl. Physiol. 6, 453 (1954).

13. MALONEY, J.V., WHITTENBERGER, J.L.: The direct effects of pressure breathing on the pulmonary circulation. Ann.N.Y.Acad. Sci. 66, 931 (1957).

14. MÜLLER, A., DEBRUNNER, W.: Pleuraler Sog und endotrachealer Druck im Vergleich zur Lungendurchblutung. Anaesthesist 9, 344 (196o).

15. OPDYKE, D.F., CANNILA, J.E., BROSUK, G.M.: Effect of respiration, asphyxia and relaxants on cardiac output in the dog. Anesthesiology 21, 244 (196o).

16. PIIPER, J.: Pflügers Arch. ges. Physiol. 264, 596 (1957); 268, 242 (1959).

17. SARNOFF, S.J.: Myocardial contractility as described by ventricula function curves.

18. SCHLICHTER, L., Böhme,H.: Zur Hämodynamik des Lungenkreislaufs bei Überdruckbeatmung. Z. ges.exp.Med. 133, 481 (196o).

19. SCHORER, R., PIIPER, J.: Herzzeitvolumen,venöse Beimischung und Atemtoträume bei Veränderungen des mittleren intrapulmonalen Druckes am künstlich beatmeten Hund. Pflügers Arch. ges. Physiol. 277, 4o4 (1963).

2o. STOFFREGEN, J.: Atmung und Beatmung. Heidelberg, Alfred Hüthig: 1961.

21. SYKES, M.K., ADAMS, A.P., FINLEY, W., MC CORMIKA, P., ECONOMIDES, A.: The effect of variations in endexpiratory inflation pressure on cardiorespiratory function in normo-, hypo- and hypervolemic dogs. Brit. J.Anaesth. 42, 669 (197o).

22. WHITTENBERGER, J.L.: Artificial ventilation. Physiol. Rev. 35, 611 (1955).

23. WHITTENBERGER, J.L., FERRIS, B.G.: Impairment of the mechanics of respiratory paralytic conditions. Clin. cardiopulm. Physiol. 18o, (1957).

Klinische Erfahrungen bei Langzeitbeatmung mit dem Engström-Respirator

Von K. Peter

Die großen therapeutischen Möglichkeiten bei der Behandlung der verschiedenen Formen von respiratorischer Insuffizienz sind erst in den letzten Jahren voll ausgeschöpft worden. Ausgelöst wurde diese Entwicklung durch die erfolgreiche Anwendung von Respiratoren bei der Poliomyelitis-Epidemie in Skandinavien in den Jahren 1952 und 1953 (11). Hier wurde erstmals der Beweis erbracht, daß es möglich ist, Patienten über Tage und Wochen künstlich zu beatmen. Inzwischen wurde dieses neue Therapieverfahren von Jahr zu Jahr perfektioniert.

Heute erwarten wir von einer optimal durchgeführten künstlichen Beatmung, sei sie assistiert oder kontrolliert, die Erfüllung mindestens folgender Bedingungen:

1. ausreichende alveolare Ventilation,
2. gleichmäßige alveolare Beluftung,
3. niedriger Beatmungsdruck (Mitteldruck) (15).

Entsprechend ihrer Anwendung zur überwiegend assistierten oder kontrollierten Beatmung empfiehlt sich eine Einteilung der gebräuchlichsten Respiratoren in druckgesteuerte, flowgesteuerte, volumen- und zeitgesteuerte Apparate.

Druck- und flowgesteuerte Geräte werden heute vor allem für kurzdauernde Ventilationen verwendet. Diese Apparate erfüllen nur bedingt die Grundbedingungen für eine künstliche Beatmung.

Das Atemgas wird kurzfristig mit hohem initialem Druck administriert, wobei der anfangs hohe Flow proportional zu dem sich rasch aufbauenden Druck im Bronchialsystem abnimmt. Freie Alveolargebiete werden demnach sofort erreicht und überbläht, während Lungenabschnitte mit hohen Widerständen oder poststenotische Bezirke nicht oder nur ungenügend belüftet werden. Als Folge dieser Arbeitsweise der druckgesteuerten Respiratoren werden eventuell bestehende Atelektasen nicht aufgebläht, sondern im Gegenteil durch die unmittelbar auf die Inspirationsphase folgende Exspiration und die dadurch bedingte rasche initiale Ausströmung des Gases verstärkt. Der Ansicht, wonach Lungen mit obstruktiven Erkrankungen vor allem mit druckgesteuerten Respiratoren, jedoch unabhängig einstellbarem Flow, beatmet werden sollten (3,4), können wir uns nicht anschließen. Exakte Untersuchungen beweisen das Gegenteil (1). Druck- bzw. flowgesteuerte Respiratoren haben deshalb nach unserer Auffassung nur bei kurzfristiger künstlicher Beatmung einer weitgehend gesunden Lunge ihre Indikation.

Das Beatmungsvolumen ist für den alveolären Gasaustausch der entscheidende Faktor, deshalb sollte es auch das wichtigste Steuerungsmoment sein (11,13). Für jede mindestens uber 12 Stunden hinausgehende sog. Langzeitbeatmung sollten aus diesem Grunde entsprechende Apparate zur Verfügung stehen, die volumen- und frequenzkonstant sind und dem Patienten ein genau dosiertes Atemminutenvolumen administrieren. Sie werden auch als Stromgeneratoren bezeichnet (1o). Als ein Prototyp solcher Betmungsapparate gilt der Engström-Respirator.

Dieser Respirator beatmet mit intermittierender Überdruckbeatmung, wobei die Gasströmung nicht konstant ist, sondern im Verlaufe der Inspiration gemeinsam mit dem Insufflationsdruck ansteigt, sog. Acceleration des Gasflows. Ihr kommt, wie experimentelle und klinische Untersuchungen (1,5,7) gezeigt haben, entscheidende Bedeutung zu, denn nur so ist eine möglichst gleichmäßige Verteilung der Beatmungsvolumina unter allen Bedingungen gewährleistet.

Obwohl durch die Trennung von Patienten- und Maschinenteil der Gasströmungswert nicht gleich ist und so ein möglichst niedriger Insufflationsdruck entsteht, betragen diese Werte dennoch 3o cm H_2O und mehr. Diese Drucke erreichen jedoch die Alveolen nicht, sondern es kommt am Ende der Inspirationsphase, vor Beginn der Exspiration, zu vollkommenem Druck- und Volumenausgleich bei niedrigen Alveolardrücken (5,7).

Indikation zur Respiratortherapie

Für den Kliniker stellt sich täglich erneut die Frage, wann bei einer respiratorischen Insuffizienz eine Beatmung durchgeführt werden sollte. Prinzipiell ergibt sich die Indikation bei allen Formen der Ateminsuffizienz, vorwiegend aus Veränderungen bestimmter Meßwerte. Im einzelnen sollte deshalb unter anderem bestimmt werden:
Die Sauerstoffkonzentration der Atemluft, die endexspiratorische CO_2-Konzentration (Uras), die O_2-Sättigung des arteriellen und venösen Blutes sowie der PO_2- und PCO_2-Partialdruck, der pH-Wert, das Standard Bicarbonat und der Basenüberschuß im arteriellen Blut. Dem O_2- und CO_2-Partialdruck des arteriellen Blutes kommt dabei eine besondere Bedeutung zu. Ein Absinken der arteriellen O_2-Spannung auf Werte unter 6o mm Hg sowie ein Anstieg der CO_2-Spannung auf 6o mm Hg und darüber erfordern im allgemeinen eine Beatmung.

Als Ausnahmen haben die Fälle zu gelten, bei denen eine Beatmungstherapie die Atemarbeit des Patienten übernehmen soll.
Hier können die vorgenannten Meßgrößen absolut normal sein, wohl aber zugunsten eines erhöhten Energieaufwandes, der durch die Abnahme der Atemarbeit gesenkt werden soll. Patienten nach cardiochirurgischen Eingriffen bilden den Hauptanteil dieser Gruppe (14). Aber auch bei zahlreichen Patienten nach abdominellen Operationen sehen wir hier oft eine Indikation zur Beatmung. Schließlich bietet die künstliche Beatmung die Möglichkeit durch Anreicherung der Atemgase mit bestimmten Medikamenten, wie Broncho-

oder Mucolytica, eine gezielte Applikation dieser Substanzen in Lunge und Atemwege durchzuführen.

Obwohl das klinische Bild der behandlungsbedürftigen Ateminsuffizienz sehr häufig einheitlich ist, so sind doch im allgemeinen die Ursachen recht unterschiedlich (14, wie aus der Abbildung hervorgeht (Abb.1).

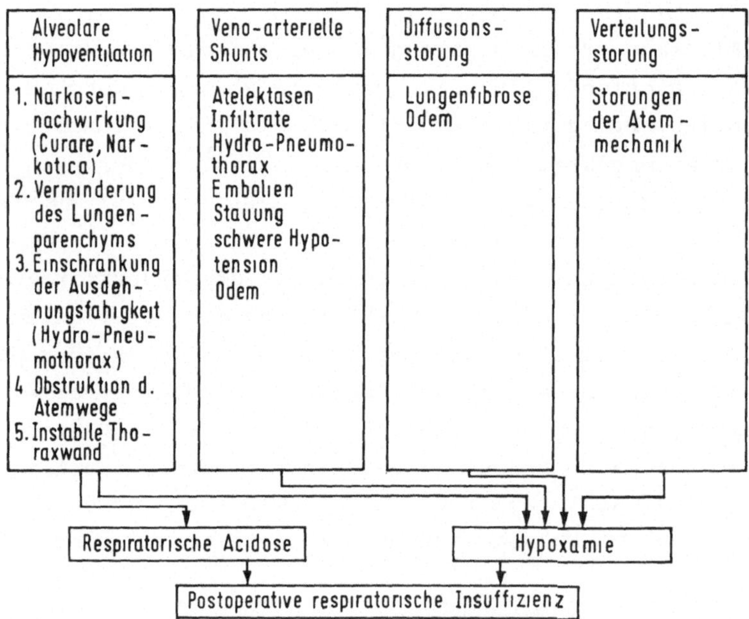

Abb.1. Ursachen postoperativer respiratorischer Insuffizienz (nach H. STOECKEL)

Es zeigt sich, daß neben der reinen alveolären Hypoventilation auch venoarterielle Shunts sowie Diffusionsstörungen und Verteilungsstörungen zu einer Ateminsuffizienz führen können.

Nicht aufgeführt sind die heute so zahlreichen Atemstörungen, wie sie nach Schädel-Hirn-Traumen und Halsmarkverletzungen anzutreffen sind (9).

Eigenes Krankengut

In unserem eigenen Krankengut werden vorwiegend postoperative respiratorische Insuffizienzen langzeitbeatmet. An zweiter Stelle stehen Beatmungsfälle mit Atemstörungen nach Schädel-Hirn-Traumen und Halsmarkverletzungen.

Im einzelnen wurden in den letzten 18 Monaten 1969-197o bei folgenden Erkrankungen künstliche Beatmungen durchgeführt:

Postoperative resp. Insuffizienz	52 Patienten
Posttraumatische resp. Insuffizienz	3o Patienten
Schädel-Hirn-Trauma	
Querschnittläsion	
Instabiler Thorax	6 Patienten
Tetanus	3 Patienten
insgesamt	91 Patienten

Die durchschnittliche Beatmungsdauer betrug 17 Tage, die kürzeste einen Tag, die längste 68 Tage.

Praktische Durchführung der Respiratortherapie

Der Erfolg der künstlichen Beatmung hängt mitentscheidend von drei Faktoren ab:

1. Zusammensetzung und Menge des Atemgasgemisches,
2. zuverlässige Infektionsprophylaxe,
3. sorgfältige Überwachung.

Atemgasgemische für künstliche Beatmungen enthalten im allgemeinen Raumluft und Sauerstoff, in seltenen Fällen auch Stickstoff, Lachgas oder Helium. Bei der Einstellung des erforderlichen Gasgemisches wird man sich nach bewährten Nomogrammen richten (12), z.B. nach dem von HERZOG und NORLANDER angegebenen Schema (2). Danach sollte das Atemminutenvolumen so variiert werden, daß der arterielle Kohlensäuredruck im Normbereich bleibt. Ebenso sollte der Anteil der Sauerstoffzumischung nur so hoch sein, wie dies für die Einstellung eines normalen arteriellen Sauerstoffdruckes oder der Sauerstoffsättigung erforderlich ist. Die Dauereinwirkung hoher Sauerstoffkonzentrationen sollte nach Möglichkeit vermieden werden, weil sie schwere Veränderungen am Lungenparenchym verursacht, die u. U. eine völlige Blockade des Gasaustausches bewirken. Bei Patienten, die unmittelbar im Anschluß an die Operation beatmet wurden, haben wir in der Aufwachphase das Volumen erhöht, um den vermehrten Sauerstoffbedarf zu sichern. Bei Patienten mit Rechts-links-Shunts mußte die Ventilation gesteigert werden, um den hohen CO_2-Gehalt des Shunt-Blutes auszugleichen. Andererseits erfordern Patienten mit chronischer Ateminsuffizienz geringere Atemminutenvolumina, um einen relativ hohen CO_2-Wert zu erhalten, wobei jedoch ein ausreichender O_2-Anteil des respiratorischen Gasgemisches garantiert sein muß. Es ist deshalb eine absolute Voraussetzung erfolgreicher Respiratortherapie, schon primär Klarheit über die Ursache der respiratorischen Insuffizienz zu gewinnen, um unter ständiger Kontrolle der Blutgaswerte individuell ventilieren zu können.

Infektionsprophylaxe

Die Infektionsprophylaxe und -therapie entscheidet in hohem Maße über das Schicksal beatmeter Patienten. Infolge Intubation oder Tracheotomie entfällt der Nasen-Rachenraum als Staubfilter, Wärme- und Befeuchtungsaggregat, die Glottis als physiologisches Überdruckventil für den Hustenmechanismus und die Bakteriensperre. Der künstlich beatmete Patient ist somit ständig infektionsgefährdet. Neben allgemeinpflegerischen Maßnahmen und der Antibiotikatherapie kommt der Atemluftbefeuchtung in diesem Zusammenhang besondere Bedeutung zu (8). Der Wirkungsgrad der Luftbefeuchtung ist vor allem an die Größe und Anzahl der Partikel gebunden. Bewährt haben sich besonders Ultraschallvernebler, die Teilchen von o,8 - 1 μ erzeugen. Wir verwenden den Ultrasonic nebulizer, dessen Aufbau der schematischen Darstellung zu entnehmen ist (Abb.2).

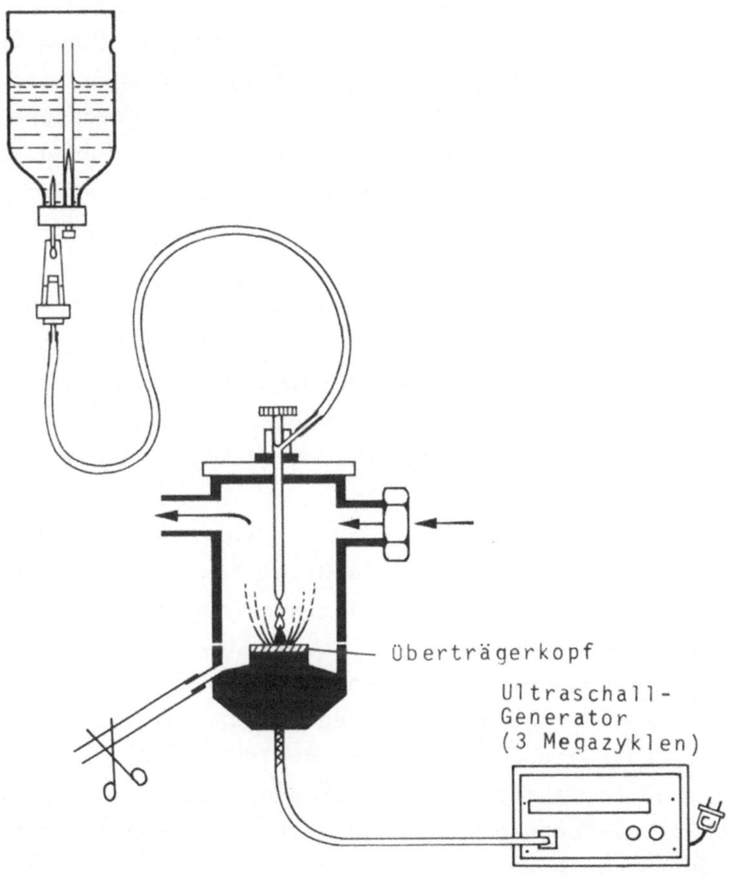

Abb.2. Schematische Darstellung des "Ultrasonic nebulizer"

Obwohl das Gerät grundsätzlich ausgezeichnet funktioniert, sei darauf hingewiesen, daß für die einwandfreie Funktion des Gerätes die sachgemäße Bedienung entscheidenden Anteil gewinnt. Die Tropfenzahl kann zwischen 1 und 12 Tropfen in der Minute gewählt werden.

P.HERZOG hat ein Nomogramm über die Wasserzufuhr durch den Nebulizer aufgestellt (6,8). Wenn dies nicht verfügbar ist, sei als Faustregel genannt, daß normalerweise für Erwachsene 5 Tropfen in der Minute und für Kinder 1-2 Tropfen/min vernebelt werden sollten. Mit diesen Wassermengen wird das so häufig beobachtete Überfluten der Transducerplatte verhindert.

Die ununterbrochene Überwachung des beatmeten Patienten sowohl durch Personal als auch durch bestimmte Kontrollgeräte, ist eine absolute Voraussetzung jeder Respiratortherapie. Der in den letzten Jahren zunehmend gebrauchte Begriff Personalmangel sollte deshalb auf der Beatmungsabteilung niemals verwendet werden müssen.

Zusätzliche Sicherheit vor der gefürchteten Diskonnexion,einer Atemwegverlegung, Stromausfall oder auch Ausfall der Sauerstoffzufuhr sowie anderer technischer Komplikationen, gewährt der Beatmungsalarmmonitor, der in den neueren Modellen bereits eingebaut ist, aber auch für die alten Engström-Modelle leicht verwendet werden kann; ebenso hat es sich als vorteilhaft erwiesen, unter Langzeitbeatmung stehende Patienten einer kontinuierlichen EKG-Überwachung zu unterstellen, die ebenfalls mit Alarmgeber kombiniert ist. Zur sorgfältigen Überwachung des Beatmungspatienten gehören aber auch andere seit Jahren routinemäßig eingesetzte Kontrollverfahren, wie die regelmäßige und kurzfristige Blutdruck- und Pulsmessung, mehrfache tägliche Blutgasanalysen sowie tägliche Serumanalysen und die Röntgenkontrolle des Thorax.

Ein weiteres großes Problem jeder Art von künstlicher Beatmung

ergibt sich mit der Ausbildung von Atelektasen.
Allgemein gilt als Regel, daß in bestimmten Intervallen mit hohem Insufflationsdruck während einiger Atemzüge Atelektasen verhindert werden können. Dieses Verfahren ist zwar nicht automatisch, aber doch manuell auch beim Engström-Respirator möglich, jedoch nicht unbedingt erforderlich. Das Atemmuster des Enström-Respirators verhindert eine Ausbildung von Atelektasen und bläst auch bereits vorhandene aus, wie aus den folgenden Abb. ersichtlich ist (Abb. 3, Abb. 4).

Es handelt sich um einen 56jährigen Mann mit instabilem Thorax nach Rippenserienfraktur links. Der Patient wurde anfangs mit einem druckgesteuerten Respirator beatmet. Allein durch Bronchialtoilette und bronchoskopisches Absaugen war die atelektatische Lunge nicht zu belüften (Abb.3). Nach 24stüngiger Engström-Beatmung erreichten wir eine Besserung seines Lungenbefundes, wie es aus der Abbildung deutlich wird(4).

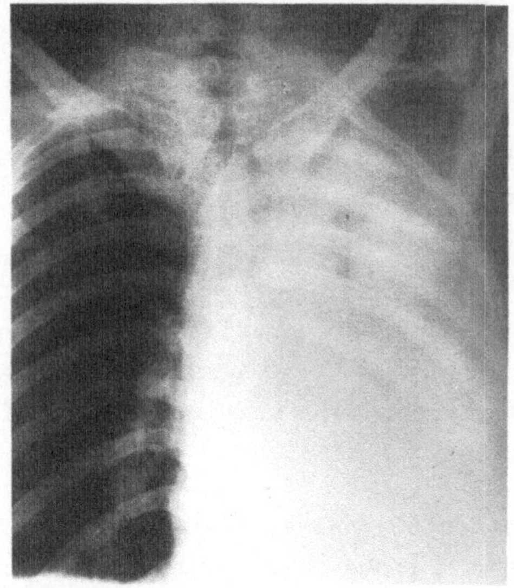

Abb. 3

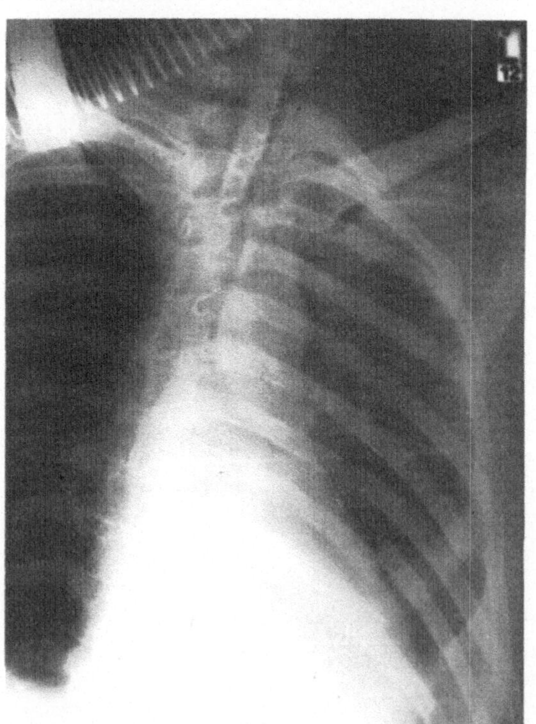

Abb. 4

Abb.3.u.4. Thorax-Bilder eines 56jährigen Patienten mit instabilem Thorax nach Rippenserienfraktur links vor (Abb.3) und nach Abb. 4) Beatmung mit dem Engström-Respirator

Die erfolgreiche Respiratorbehandlung erfordert neben den bisher genannten technischen Voraussetzungen aber auch die Anpassung des Patienten an den Beatmungsrhythmus des Apparates. Bei einigen Patienten, z.B. bei Kranken in stark reduziertem Allgemeinzustand oder auch in der unmittelbaren postoperativen Phase, gelingt dies meist ohne Schwierigkeiten. Bei anderen Erkrankungen besteht eine absolute Indikation zur Relaxierung, z.B. beim Tetanus. Es gibt aber auch immer wieder Fälle, wo anscheinend eine Synchronisation zwischen Patienten und Respirator durch zentraldämpfende Medikamente oder Relaxantien erzwungen werden muß. Wir haben uns in letzter Zeit bemüht, die Anwendung dieser Medikamente noch stärker als bisher einzuschränken. Dies gelingt durch Veränderung des Minutenvolumens und Erhöhung des O_2-Anteils während der Anpassungszeit und nur gelegentlich benötigt man bei diesem Vorgehen zentraldämpfende Medikamente. Den aus früheren Zeiten gut bekannten Medikamentenabusus bei der Respiratortherapie kann damit entscheidend gesenkt werden.

Es kann nicht Aufgabe dieses Referates sein, die gesamte Problematik der Respiratortherapie zu besprechen. Probleme der Lagerung des Patienten, der Infusionstherapie und weitere Behandlungsverfahren müssen deshalb unberücksichtigt bleiben.

Bei kritischer Einschätzung der von uns gesammelten Erfahrungen bei der künstlichen Beatmung mit verschiedenen Respiratortypen, insbesondere jedoch mit dem Engström-Respirator, sind wir der Meinung, daß dieser Apparat für die Langzeitbeatmung speziell geeignet ist. Auf Grund des besonderen Beatmungsmusters dieses Gerätes wird eine für nahezu jede Indikation adäquate Ventilation ermöglicht. Dabei soll als besonderer Vorteil nochmals hervorgehoben werden: der accelerierende Gasstrom, der eine wirksame und gleichmäßige Verteilung des applizierten Gasgemisches bewirkt und somit für eine adäquate und gleichmäßige alveolare Belüftung verantwortlich ist; zum anderen werden so am Ende der Inspirationsphase ausgeglichene niedrige Alveolardrücke erreicht.

Literatur

1. BAUM, M. et al.: Respiratorbeatmung bei intrapulmonaler Luftverteilungsstörung.
Z. prakt. Anästh. 6, (1969).

2. ENGSTRÖM, C.G., HERZOG, P.: Ventilation Nomogram for Practical Use with the Engström Respirator
Acta chir. scand.,Suppl. 245, 37 (1959).

3. HERZOG, H.: Pessure cycled ventilators.
Amer. N.Y. Acad. Sci. 121, 751 (1965).

4. HERZOG, H., KELLER, R.: Druckgesteuerte Respiratoren. Die Ateminsuffizienz und ihre klinische Behandlung.
3. Intern. Heidelberger Anaesthesie-Symposium.Stuttgart:1967, Thieme.

5. HERZOG, P., NORLANDER,O.P.: Gasstrom und Druckverlauf während intermittierender Überdruckbeatmung("volumengesteuerte Respiratoren"). In: R.FREY et al.: Lehrbuch der Anaesthesiologie und Wiederbelebung.
Berlin-Heidelberg-New York: Springer 1971.

6. HERZOG, P.: Principer för anfuktning av. inandningsgasen vid respiratorbehandlung jämtebeskrivning av ultrajudnebulisator.
Opusc. med.(Stockh.) 8, 28o (1964).

7. HERZOG, P., NORLANDER, O.P.: Distribution of alveola volumes with different types of positive pressure gasflow patterns.
Opusc. med. (Stockh.) 13, I, 37 (1968).

8. HERZOG, P., NORLANDER,O.P., ENGSTRÖM, C.G.: Ultrasonic generation of aerosol for the humidification of inspired gas during volume controlled ventilation.
Acta anaesth. scand. 79(1964).

9. JUST, O.H., STOECKEL, H.(Hrsg.): Ateminsuffizienz und ihre klinische Behandlung.
Stuttgart: Thieme, 1967.

1o. MAPLESON, W.W.: The effect of changes of lung characteristics on the functioning of automatic ventilators.
Anaesthesia 17, 3,(1962).

11. NORLANDER, O.P.: Anaesthesiologische Gesichtspunkte der Handhabung thoraxchirurgischer Fälle während und nach der Operation.
Thoraxchirurgie 6, 2,(1958).

12. RADFORD, E.P., Jr.: Ventilation standards for use in artifical respiration.
J. appl. Physiol. 7, 451, (1955).

13. ROSSIER, P.H., BÜHLMANN, A., WIESINGER, K.: Physiologie und Pathophysiologie der Atmung. Berlin-Göttingen-Heidelberg: Springer 1956.

14. STOECKEL, H.: Postoperative Indikationen zur Respiratortherapie. In: O.H. Just u. H. Stoeckel: Ateminsuffizienz und ihre klinische Behandlung.
Stuttgart: Thieme, 1967.

15. WAWERSIK, J.: In: Ateminsuffizienz und ihre klinische Behandlung.
Stuttgart: Thieme, 1967.

Diskussion

HAUGER, Aachen: Das Druckplateau, wie wir es an der Beatmungskurve sehen, mindert sicher die Verteilungsstörung, andererseits mindert es aber auch die Durchblutung der Lunge im kleinen Kreislauf.

BAUM, Wien: Ich möchte darauf hinweisen, daß im J.appl.Physiol. (29, 328-331, 197o) eine Arbeit von KNELSON, J.H., W.F.HOWATT and G.R. de MUTH:„Effect of respiratory pattern on alveolar gas exchange") erschien, in der eindeutig festgestellt werden konnte, daß PaO_2 und $\dot{V}a$ in signifikanter Weise bei Einführung eines Plateaus ansteigen und zwar steigt der PaO_2 im Mittel um 9 1/2 %, wogegen das $PaCO_2$ beim gleichen Volumen um 8,2 % fällt und die alveoläre Ventilation ($\dot{V}a$) um 2o,3 % verbessert wird. Daß dies nicht nur ein rein ventilatorischer Effekt, sondern auch ein zirkulatorischer Effekt sein muß, ist klar. Es ist anzunehmen, daß das Plateau das Ventilations - Perfusionsverhältnis eher positiv beeinflußt als negativ.

HAUGER: Ich habe nicht von den Perfusionsverhältnissen gesprochen, sondern vom Widerstand, den das Herz überwinden muß. Es ist nachgewiesen, daß,je höher der alveoläre Druck ist, umso höher der Widerstand im kleinen Kreislauf wird. Und dieser Widerstand ist sicher auch dann erhöht, wenn der Druck längere Zeit anhält, so daß das Plateau für den kleinen Kreislauf ungünstig sein könnte, insbesondere bei Herzinsuffizienz.

HERZOG, Vevey: Es muß da ein kleines Mißverständnis vorliegen. Es ist unmöglich, daß ein sogenanntes "Druckplateau" in dieser Hinsicht etwas verändern würde, denn der Alveolardruck steigt ja während des Plateaus noch an, eben bis der Plateauenddruck gleich dem Alveolardruck ist. Wenn wir also abbrechen würden, wo das Druckplateau anfängt, dann hätten wir einmal das vorgeschriebene Volumen nicht erreicht und zweitens den Compliancedruck nicht erreicht. In allen Alveolen, die dort, wo das Plateau anfängt, tiefer als der Compliancedruck liegen, würde keine uniforme Ventilation erreicht werden können und ein bestimmtes Volumen muß natürlich vorhanden sein um die Ventilation zu gewährleisten. Beim Abbrechen der Ventilation, dort wo die Administration des accelerierenden Gasstromes aufhört, werden verschiedene Drücke in den Lungen herrschen, die keineswegs die Zirkulation verbessern - im Gegenteil - sie sehr verschlechtern. Alle Drücke müssen hier, wo der Compliancedruck erreicht ist, hinaufkommen, und wenn das geschehen ist, dann kann die Ausatmung beginnen.

BAUM: Sie müssen ja von folgendem ausgehen: Wenn sie eine Fehlverteilung haben, dann haben sie im Extremfall einen Alveolardruck $P_{alv\ 1}$ und einen Alveolardruck $P_{alv\ 2}$. Dann wird in den besser belüfteten Alveolen - wenn in der Alveole 1 ein höherer Alveolardruck ($P_{alv\ 1}$) erreicht wird bei einem Konstant-Flow-Generator - die Zirkulation wesentlich beeinträchtigt, da ja hier höhere Alveolardrücke herrschen (Abb.1).

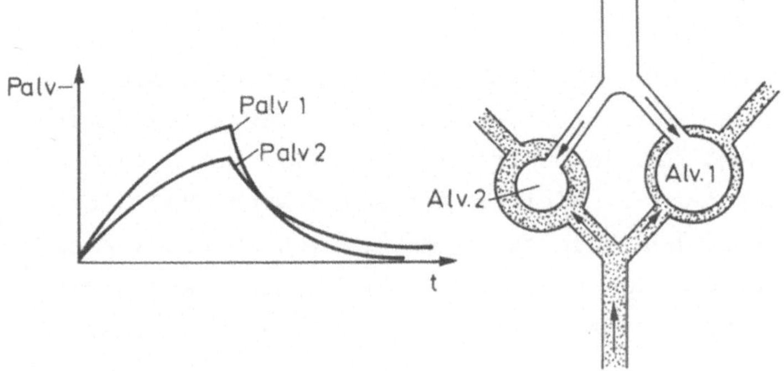

Abb. 1. Erklärung siehe Text

Die gut ventilierten Alveolen werden also schlecht perfundiert sein, wogegen die schlecht ventilierten Alveolen (Alveole 2) aufgrund des niedrigen Alveolardruckes ($P_{alv\ 2}$) eine bessere Perfusion haben. Sie werden also auf jeden Fall das Ventilations - Perfusionsverhältnis ungünstig beeinflussen, weil sie immer in den Alveolen mit dem niedrigeren Alveolardruck die gute Ventilation, in den Alveolen mit dem hohen Alveolardruck die schlechte Perfusion und somit ein Gemisch von Totraum und Shunt haben.

BURCHARDY, Wiesbaden: Habe ich Herrn Baum eben richtig verstanden? Er zitierte die Arbeit aus dem Journal of applied Physiology und erwähnte, daß die arteriellen PO_2-Drücke dabei verbessert wurden. Das ist natürlich keine Beurteilung der Ventilation - oder habe ich sie falsch verstanden?

BAUM: Nein, ich habe mich versprochen. Der PO_2 ist kein Beurteilungsmaßstab für die Ventilation, aber der PCO_2, und der ist um 8,2 % gesunken.

POKAR, Hamburg: Eine Frage an Herrn Baum: Wie war die Bennett-Einstellung? Da gibt es ja verschiedene Möglichkeiten mit "Knöpfen zu spielen", z.B. mit dem Peakflow und dem Terminalflow. Diese Bedingungen müssen bei Vergleichsuntersuchungen berücksichtigt werden.

BAUM: Wir haben den Bennett so eingestellt, daß wir das gleiche Atemzeitverhältnis wie beim Engström erzielten, eine Forderung, die wir aufrecht erhalten müssen, um annähernd ähnliche zirkulatorische Bedingungen zu haben. Wir können nicht sagen, wir wählen beim Bennett-Respirator ein Atemzeitverhältnis von 1:1, sondern wir müssen auch hier das 1:2 Atemzeitverhältnis wählen. Wir haben zur Erbringung des gleichen Atemvolumens den Peakflow ganz aufdrehen müssen, um in der gleichen Zeit das benötigte Volumen applizieren zu können. Wir haben unsere Druckeinstellung so gefunden, indem wir das gleiche Atemvolumen eingestellt haben.

KALFF, Aachen: Ich habe eine Frage technischer Art, die an die von Herrn Pokar anschließt: Sie gebrauchten den Ausdruck "Knöpfe spielen". Ich will denselben Ausdruck in bezug auf den Engström-Respirator benutzen und zwar im Hinblick auf die Einstellung des Kammerdrucks, d.h. des Kompressors: Es sind Drücke von 3o - 12o cm Wassersäule möglich und mitunter bestehen differierende Ansichten, wie hoch der Druck eingestellt sein sollte. Herr Dr. Herzog, vielleicht können Sie uns sagen, ob dieser Knopf überhaupt nötig ist und ob man nicht von vorneherein einen Kammerdruck fix einstellen sollte oder ob es irgendwelche Kriterien gibt, den Kammerdruck zu verändern.

HERZOG: Zu der Frage von Herrn Dr. KALFF ist zu sagen: Wenn dieser Knopf richtig, z.B. auf 9o cm Wassersäule eingestellt ist, ist es nicht notwendig, diesen Knopf zu bedienen; bei den allerneuesten Geräten ist er fest auf 9o cm H_2O eingestellt. Ich habe bei meinem letzten Bild gezeigt, wenn der Kompressordruck von 9o auf 55 cm vermindert wird, gibt es eine Verschlechterung der Gasverteilung, das Volumen wird nicht mehr total administriert, weil eben die Insufflationsphase, die sogenannte Accelerationsphase,zu lang dauert. Bei 9o cm Wassersäule wird die Insufflationsdruckspitze in schwereren Fällen in o,6 sec erreicht und es stehen also noch o,4 sec für die Volumenverteilung der langsameren Alveolen zur Verfügung. Hat man aber einen niedrigeren Kammerdruck, dann erreicht man die Insufflationsdruckspitze erst in o,8 sec und o,2 sec sind dann für einen intraalveolaren Volumenausgleich zu wenig. Es ist also günstig, wenn der primäre Druck hochgehalten wird, und eine Änderung während der Behandlung ist nicht indiziert.

BÜTTNER, Bonn: Es geht hier um die Diskussion der laminaren oder turbulenten Strömungen. Ich erinnere mich da an einen klinisch desolaten Fall: Bei einer Frau von ca. 5o Jahren mit einem Poliothorax bestanden ganz erhebliche Verengungen im Bereich des ganzen Bronchialbaumes und der Trachea. So waren wir genötigt, einen sehr kleinen Tubus zu nehmen. Der größte, der überhaupt möglich war, war 6 mm. Daß dies natürlich die Ventilation ganz erheblich beeinflußt, ist klar. Es gibt für uns keine Maßstäbe dafür, wo - bei ausreichender Ventilation - der Umschlag von der laminaren zur turbulenten Strömung stattgefunden hat, denn daß bei so einem engen Tubus natürlich die Flußgeschwindigkeit - also das eingestellte Volumen - auch einen Einfluß auf diesen Umschlagpunkt hat, ist klar. Wenn dieser Punkt erreicht ist, nützt uns die Erhöhung des Volumens überhaupt nichts mehr, denn der Widerstand erhöht sich ja ganz erheblich in dem Moment, so daß eine Ventilation von diesem Punkt an überhaupt nicht mehr möglich ist. Es wäre natürlich sehr angenehm, eine Tabelle in der Hand zu haben, wo die beiden Parameter, also

1. der Radius des Tubus, der ja meistens die engste Stelle ist und
2. der Gasfluß, den Umschlagpunkt von der laminaren zur turbulenten Strömung angeben.

Das wird sicherlich nur für sehr wenige Fälle akut sein. In dem geschilderten Fall war es das mit Sicherheit.

OLOFSON, Stockholm: Es stimmt, daß in einem Tubus oft hohe Gasgeschwindigkeiten existieren. Der Umschlag von der laminaren zur tubulenten Strömung erfolgt also zuerst dort. Infolge der Turbulenzen erhöht sich der Widerstand mit ansteigendem Gasfluß, und die Anforderungen an den Respirator steigen. Verfügt dieser aber über eine ausreichende Leistung, so gibt es in der Praxis keine Probleme; andererseits bewirkt der erhöhte Widerstand aber eine Verzögerung der Ventilation, so daß die Zeit für die Inspiration des vorgesehenen Volumens nicht ausreicht. Hier muß dann die Inspirationszeit verlängert werden, z.B. durch Erniedrigung der Frequenz oder - wenn technisch möglich - durch Änderung des Einatem-Ausatemzeitverhältnisses zugunsten der Einatemzeit.

KALFF: Also ist das - wenn ich Sie richtig verstanden habe - eine Frage der Leistungsfähigkeit des Respirators, inwieweit er in der Lage ist, bei erhöhten Atemwiderständen das vorgegebene Volumen zu applizieren?

BÜTTNER: Das war nicht meine Frage, sondern es geht nur um den Fall, in dem der Respirator das zwar leisten kann, aber durch die hochgradige Stenose die laminare in eine turbulente Strömung übergeht und der Widerstand an der Stelle erheblich zunimmt. Natürlich ist der Druck hinter der Stenose verzögert und tiefer, aber diese Diskrepanz wird nach dem Umschlag in die Turbulenz wesentlich größer. Aber wo ist jetzt der Punkt bei einem 6 mm weiten Tubus?

BAUM: Darf ich dazu folgendes sagen: Der Engström-Respirator ist ein Stromgenerator, d.h. die Strömung ist der vorgegebene Wert und es wird sich der Druck einstellen. Wenn jetzt der Zuwachs an turbulenten Strömungswiderständen zustande kommt, dann wird er eben mit einer noch weiteren Erhöhung der (Resistance) Druckspitze antworten. Aber er wird zunächst einmal trachten, in etwa seine Strömung, d.h. sein Strömungs-Zeitverhältnis, einzuhalten. Es wird zwar die Spitze etwas nach rechts verschieben, wobei aber die Fläche unter der Strömung gleich bleiben wird. Die Strömung ist für ihn der maßgebende Parameter, und wenn dann die Widerstände immer höher werden, dann wird er so lange mit seinem Druck ansteigen, bis seine Leistungsreserven erreicht sind.

KALFF: Gibt es klinische Verhältnisse, wo die Leistungsfähigkeit erreicht oder überschritten wird? Können Sie über solche Fälle berichten?

HERZOG: Jawohl es ist möglich. Speziell bei sehr kleinen Kindern, wo die Compliance sehr niedrig ist und auch von Fällen mit Fallotscher Tetralogie wissen wir, daß die Compliance sehr stark vermindert sein kann und zwar speziell im akuten (postoperativen) Zustand. Dort kann man 6o - 7o cm H_2O in der Trachea beobachten. Je mehr aber der Spitzendruck ansteigt, umso (relativ) tiefer ist der Alveolardruck. Es ist klar, wenn der Alveolardruck nicht mehr den Compliancedruck erreicht, dann ist das gleichbedeutend mit einem Volumenverlust; aber man kann erwarten, daß der Respirator solche Fälle sozusagen kurieren kann, d.h., daß sich die verschiedenen Alveolardruckkurven nach einiger Zeit - sagen wir nach einer halben oder einer Stunde - an einem Punkt vor der Ausatmung vereinigen, und dann ist eine Complianceerhöhung, die durch diese

Phase entstanden ist, erreicht worden. Dazu braucht der Respirator aber eine relativ hohe Leistung, die 1 kpm/sec betragen sollte, denn der Gasstrom muß hier sehr hoch sein, z.B. 2 l/sec im Patientenkreis.

AUDITORIUM: Ich möchte eine Gegenfrage an Herrn Büttner stellen: Warum haben sie nicht tracheotomiert, wenn sie meinen, der enge Tubus hätte die ganze Ventilation limitiert?

BÜTTNER: Es kam erschwerend hinzu, daß unterhalb des Tubus die eigentlichen Engen saßen. Die Tracheotomie hätte deshalb nicht viel Sinn gehabt.

BUCHARDY, Wiesbaden: Zur Frage "Leistungsfähigkeit des Respirators": Sie kennen alle diese hepatisierten Lungen nach Langzeitbeatmung. Hier liegt wohl die äußerste Form der Beanspruchung eines Respirators vor. Wir haben seinerzeit in Freiburg 42 Patienten dieser Art nach Langzeitbeatmung beobachtet und fanden zum Teil auch eine Verbrauchskoagulopathie als Mitursache für solche Zustände: Aufgrund des zunehmenden Totraumes mußten die Atemvolumina fortlaufend erhöht werden, obwohl der PCO_2 nicht ausreichend gesenkt werden konnte und somit also eine Zunahme des Totraumanteiles bis auf o,55 bis o,6 auftrat. Bei diesen Lungen hat es sich immer wieder gezeigt, daß die Beatmungssteigerung ohne weiteres möglich war, selbst in diesen völlig kompakten Lungen. Wir konnten also bis 22 oder 24 l/min steigern, die Grenze jedoch lag an der Lunge und nicht am Respirator. Trotz des Atemvolumens von 22 l sank der PCO_2 nicht unter 8o Torr. Als Extremfall entsinne ich mich an einen 7jährigen Jungen, den wir mit 17 l beatmet haben und der dann bei einem PCO_2 von 1o8 verstarb.

KALFF: Das ist nun eine Frage der Diffusion. Wenn man quasi gegen "eine Wand" beatmet, hilft der beste Respirator nicht mehr. Das sind die tragischen Fälle, die in unseren Statistiken die hohe Mortalitätsziffer bedingen.

GARSKA, Bonn: Sie sprachen eben von einem konstanten Strömungs-: Zeitverhältnis. Wenn bei dieser Stenoseatmung die Inspirationsphase nur um ein Geringes erhöht ist, dann muß man doch auch eine Verlängerung oder eine noch größere Verlängerung für die Exspirationsphase annehmen und wenn die nicht gegeben ist bei einem konstanten Strömungs-Zeitverhältnis, ist da nicht ein artifizielles Volumen pulmonum auctum zu befürchten, das immer mehr zunimmt wenn der Patient weniger ausatmet?

BAUM: Darf ich dazu sagen, daß das normale Atemzeitverhältnis 1:2 für eine normale Lunge bei weitem ausreicht, um sie zu entleeren. Sie entleert sich also nicht erst zu Beginn der nächsten Inspiration und Sie konnten es an den Bildern sehen, im ersten Drittel der Exspirationsphase ist er mit dem Alveolardruck auf Null; er hat also noch 2/3 Reserven, wenn Stenosen bestehen. Das air-trapping bei einer Erhöhung auf 11,4 cm Wasser pro Liter/sec, das ich ja gezeigt habe, entspricht diesem Fall. Sie konnten sehen, daß der Alveolardruck "schwebt", d.h. er hängt in einer erhöhten Atemmittellage und dort kommt es zum air-trapping. Solche Alveolen können sich inspiratorisch gar nicht füllen. Es hat also gar keinen Sinn, sie exspiratorisch zu entleeren, weil diese sich am Gasaustausch ohnehin nur minimal beteiligen. Es ist mir lieber, sie sind in einer erhöhten Mittellage und können während der Exspiration nicht gänzlich kollabieren.

BÜTTNER: Eine ganz andere Frage: Die Ablenkung des Gasstromes an Y-förmiger Aufteilung unterliegt ja bei entsprechender Flowgeschwindigkeit dem Fluidik-System, d.h. der größte Teil des Gasstromes geht nur einen Weg und teilt sich nicht gleichmäßig auf. Sind die Gasgeschwindigkeiten in den Bronchien oder Bronchiolen hoch genug, um diesem System zu folgen? Das hätte einige Konsequenzen für die Lagerung der Patienten bei Beatmung.

HERZOG: Dazu ist folgendes zu sagen: Man spricht entweder von einem <u>Gasstrom pro Zeiteinheit</u> oder einer <u>Gasstromgeschwindigkeit</u>. Gasstromgeschwindigkeit wird aber in <u>Metern pro Sekunde</u> und Gasstrom in <u>Litern pro Sekunde</u> ausgedrückt. Der Durchmesser einer Kanüle ist unwichtig, denn der Respirator ist dafür verantwortlich, daß ein gewisses Volumen per Sekunde eingeblasen wird. Der entstehende Druck vor der Kanüle wird dann eine Resultante sein.

BÜTTNER: Um das eben Gesagte zu präzisieren: Das Fluidik-System besteht ja darin, daß bei einer Y-förmigen Aufteilung der Gasstrom von einer bestimmten Größe ab das zu transportierende Volumen nur noch in eine, nicht mehr in beide Richtungen gleichmäßig lenkt. Spielt das nun eine Rolle oder nicht?

HERZOG: Nein!

BAUM: Ich möchte nur aufzeichnen, was Sie meinen: Das ist der sogenannte Coanda-Effekt, daß sich nämlich dann - ab einer gewissen Strömung - diese Strömung bistabil verhält: Entweder sie legt sich an die eine oder an die andere Wand. Bei einer völlig gleichförmigen Gabelung kann man nie voraussagen, wo sich die Strömung anlegen wird, ein Coanda-Effekt ist aber offensichtlich <u>nicht</u> zu beobachten (Abb.2). Eine Bifurkation sieht nie gleichförmig aus, sie ist ja nicht symmetrisch und offensichtlich läuft die Strömung doch auf - soweit das aus Versuchen von Strömungstechnikern bekannt ist - und verteilt sich turbulent hinunter.

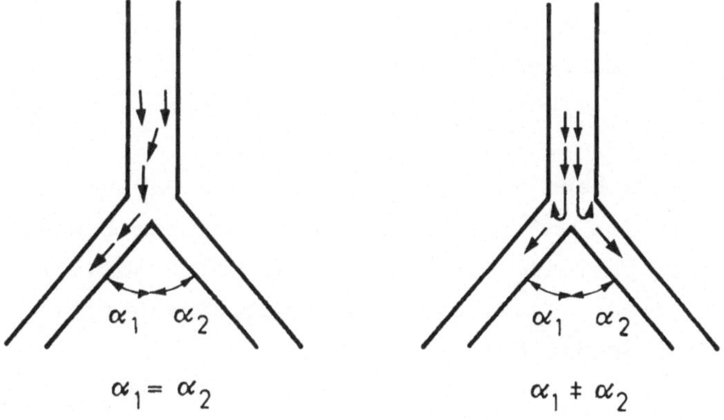

Abb.2. Coanda-Effekt

Also, Coanda-Effekte sind meines Wissens bis zu hohen Reynold-Zahlen in Plastikmodellen o.ä., die der Lunge sehr nahe kommen, nicht beobachtet worden.

KALFF: Ich habe eine Frage an Herrn Peter, und zwar nach der Aufschlüsselung der Mortalität. Sie haben uns eben Ihre Ergebnisse gezeigt. Sie haben keine Mortalität aufgeführt, ich möchte aber wissen, ob Sie eine Mortalität hatten und inwieweit sie operationsbedingt, d.h. in der Folge der Operation, auftraten und inwieweit sie auftrat infolge nicht behebbarer Atemstörungen.

PETER, Mannheim: Die Mortalität im einzelnen war folgende: Bei den postoperativen respiratorischen Insuffizienzen: Von den 32 Patienten sind 2o verstorben, eine relativ hohe Zahl, die jedoch bedingt ist durch den großen Anteil alter Patienten die langzeit-beatmet wurden. Von den 1o Patienten mit posttraumatischer respiratorischer Insuffizienz bei Schädel-Hirn-Traumen hat nur ein Patient überlebt, alle übrigen sind verstorben. Es bestand allerdings immer ein Null-EEG, so daß zum Teil sogar die Respiratoren abgestellt wurden; die Todesursache war also nicht unmittelbar durch die Ateminsuffizienz bedingt. Von den 3 Thoraxverletzten ist ein Patient gestorben, die beiden anderen überlebten. Von den Tetanuspatienten wurde der erste geheilt, von den übrigen sind zwei an Herz-Kreislauf-Versagen gestorben. Im einzelnen haben wir nicht genau untersucht, welche Patienten an Lungenkomplikationen gestorben sind, ich glaube aber, wenn ich es kurz überschlage, es waren sehr wenige.

OETTEL, Mainz: Es kann ja vorkommen, daß ein Patient längere Zeit beatmet werden muß, der vorher eine gesunde Lunge hatte, z.B. ein Tetanuspatient. Wenn diesem Patienten lokal ein Antibioticum appliziert wurde, z.B. ein Nebacetin-Spray, wie machten sie das beim Engström?

PETER: Wir gaben Antibiotica intravenös und z.T. vernebeln wir auch. Das geht sehr einfach.

OETTEL: Und gerade das ist meine Frage: Wie machen Sie das technisch? Wir haben auch den Ultraschallvernebler - auf dessen Funktion ich hier nicht eingehen möchte, denn wenn er defekt ist,ist er ein halbes Jahr in Reparatur, und dann stehen wir da und haben gar nichts mehr. Mit dem Bennett oder mit dem Bird können wir dies intermittierend und auf technisch sehr einfache Weise.

PETER: Wir vernebeln Nebacetin im Nebulizer!

OETTEL: In welchem? In den HNE-Ultraschallvernebler? Oder haben sie einen anderen?

PETER: Ja, in den HNE-Ultraschallvernebler!

NEUMANN, Neustadt/Weinstraße: Ich möchte Herrn Dr. Herzog fragen, ob es wirklich erforderlich ist, daß eine Ultraschallverneblung laufend eingeschaltet sein muß oder ob man das nicht im Intervall machen kann?

HERZOG: Obwohl der Patient mit jeder Ausatmung eine gewisse Menge Flüssigkeit verliert und es richtig wäre, diesen Verlust bei jeder Einatmung optimal zu kompensieren, macht man sicherlich keinen Fehler, wenn man die Ultraschallverneblung z.B. 2-3mal täglich eine Stunde lang abstellt. Wird mein Nomogramm und der entsprechende Ultraschallvernebler verwendet, dann wird bei einer Dosierung von 2-3 Tropfen pro min und bei einer totalen Ventilation von 1o-12 l/min die Feuchtigkeit zu ca. 7o% substituiert. Möglicherweise kann man bei Patienten mit gutem Allgemeinzustand sogar jede Stunde den Ultraschallvernebler für etwa 2o min lang abstellen ohne dabei die ursprüngliche Dosierung von Flüssigkeit zu verändern.

LANGREHR, Bremen: Ich wollte noch etwas sagen zu der mühseligen Verdampfung: Über Gaserwärmung und Gasanfeuchtung in der Praxis sind unsere Kenntnisse noch relativ mangelhaft. Insgesamt tun wir auf diesem Sektor noch viel zu wenig, und da wo Sprudler alter Bauart verwendet werden, um Gas zu befeuchten, sind sie ja - wenigstens das wissen wir - vollständig ineffektiv. Wenn sie irgend etwas vernebeln wollen im Ultraschallvernebler, dann geht vielleicht noch allenfalls Alupent oder dergleichen, alles andere was sie vernebeln, einschließlich Salzträgerlösung, führt innerhalb kurzer Zeit zur Verklebung des gesamten Gerätes. Glücklicherweise ist die lokale Verneblung von Antibiotica eine sehr fragliche Sache und somit seltener geworden. Wir befeuchten im Prinzip beim Engström nur mit dem Original-Wassererwärmer, sorgen dafür, daß das Intensivzimmer warm und hochfeucht ist - mindestens 8o % relative Luftfeuchtigkeit - so daß wir bei Lufteinsog und Sauerstoffzugabe nur den kalten und trockenen Sauerstoff anwärmen und befeuchten brauchen. Wir setzen dann den Ultraschallvernebler immer nur ganz kurzfristig zwischenzeitlich ein, niemals im Dauerbetrieb, um jede Form von „Landunter" beim Patienten zu vermeiden, was natürlich in der Intensivpflege auch mit anderen Verdampfern gerne einmal vorkommt.

POKAR: Bei Kindern, deren Lumina der Tuben sehr klein sind, ist die Gefahr der Tubusverlegung durch Bronchialschleim viel gefährlicher, da es viel rascher geschehen kann als bei Erwachsenen. Wahrscheinlich muß man daher doch eine Dauerbefeuchtung anstreben und auch eine bessere Erwärmung. So wenig darüber noch bekannt ist, so kann man sich doch folgendes vorstellen: Wenn wir als Gesunde drei Stunden lang mit offenem Mund in Hamburg an der Elbe spazieren gehen, bei 8o - 9o % relativer Luftfeuchte und bei 12, 1o oder 8 °C, dann haben wir unsere Bronchitis. Wir muten das aber unseren Patienten über Tage und Wochen zu. Ob man nicht auch die Erwärmung des Atemgases optimieren sollte, da die Eigenerwärmung ausfällt? Die Engländer behelfen sich, indem sie in 15 - 3ominütigen Abständen 1 ml Kochsalzlösung in das Tracheostoma geben und ganz oberflächlich absaugen und sie haben dabei - im Hinblick auf die Anfeuchtung - angeblich überhaupt keine Lungenkomplikationen gesehen.

PETER: Ich glaube, die Erfahrungen auf diesem Gebiet sind so verschiedenartig, daß man diesen Punkt noch näher untersuchen muß.

KALFF: Herr Dr. Herzog, haben Sie Erfahrungen speziell bei Kindern?

HERZOG: Kinder, die künstlich beatmet worden, reagieren schnell auf Änderungen in der Respiratoreinstellung. Vollständig kontraindiziert ist daher auch die Instillation, z.B. von Kochsalzlösung in das Tracheostoma, weil schon jede Berührung desselben oder gar Unterbrechung der Ventilation durch solche Maßnahmen, auch nur für kurze Augenblicke, das ventilatorische und zirkulatorische Gleichgewicht dieser Kinder schädlich beeinflussen.

Die optimal dosierte Flüssigkeitssubstitution durch Ultraschallverneblung soll mit dem durch den Respirator administrierten Einatmungsgas bei ca. 26°C verabreicht werden. Die Erwärmung des Einatmungsgases über 26°C ist bei fieberhaften Patienten sowieso kontraindiziert; bei Patienten ohne Fieber ist eine solche Maßnahme für ihn unangenehm und kann gefährlich werden, wenn der Thermostat versagt. Andererseits soll das Einatmungsgas nicht viel unter 26°C liegen, was sich von selber versteht.

OETTEL: Wenn wir bei Beatmung von Neugeborenen und Kleinkindern mit einer Temperatur des Einatmungsgases von 26°C arbeiteten, würde das bedeuten - unter der Annahme, daß die kindliche Lunge die Erwärmung nachholt -, daß ein kontinuierlicher Wärmeabstrom aus dem Kind entsteht. Da der Sauerstoffverbrauch von Kindern mit Respiratory distress-syndrome, Hyalinmembran-Syndrom o.ä. aber außerordentlich hoch ist, wird er durch diesen Wärmeverlust noch höher; außerdem ist die Energiezufuhr in dieser Phase meistens herabgesetzt und kaum je voll und ganz aufrecht zu erhalten, so daß es mir gefährlich erscheint, mit nur 26°C auskommen zu wollen. Ich wüßte nicht, wie wir die Temperatur oder diesen Abstrom von Temperatur ohne Schaden für die kleinen Patienten aufrecht erhalten wollen.

HERZOG: Die Patienten von denen Sie sprechen, werden meistens in einer Couveuse oder im Wärmebett behandelt und haben eine extrakorporale Wärmezufuhr und es ist bedeutend besser, die Wärme auf diesem Wege zuzuführen als intraalveolär,weil sich erhöhte Wärme intraalveolär bei uns ganz deutlich nicht bewährt hat.

OETTEL: Welche Kriterien haben sie dafür gefunden, die anzeigen, daß diese Wärme schädlich ist?

HERZOG: Die Temperatur steigt und die Patienten werden hyperthermisch.

OETTEL: Das haben wir nicht gesehen bei Temperaturen von 31° im Einatmungsgas.

PETER: Wie ventilieren Sie solche Kinder?

OETTEL: Mit Bird-Respirator und Heizung. Wir stecken das Thermometer oben ins Y-Stück am Patienten und messen dort. Wir haben keine nachteilige Wirkung davon gesehen, daß z.B. die Atelektasenhäufigkeit zunähme.

HERZOG: Je feuchter die Einatmungsgase sind, umso gefährlicher ist es,das Gas zu erwärmen und desto mehr Schaden kann es intrapulmonal anrichten. Also ist es von Wichtigkeit, bei der Einatmung nicht über Zimmertemperatur zu gehen und, wenn Wärmeverluste da sind, diese von außen zu kompensieren.

BAUM: Darf ich dazu etwas ganz Nüchtern-physikalisches sagen: Wenn wir ein Atemgas von 2o^{o}C 1oo%ig sättigen, dann bedeutet das bei Körpertemperatur eine Sättigung von maximal 4o %. Es scheint also doch angebracht, das Gas zur notwendigen Sättigung mit Wasser aufzuheizen, um die zu transportierende Flüssigkeitsmenge zu erhöhen.
Es gibt ja auch Messungen, die bei der Spontanatmung die Temperatur bzw. die Feuchtigkeitskonzentration in der Trachea gemessen haben und die sind auf erstaunlich hohe Werte gekommen. Wir haben in der Trachea bereits 35°C mit ganz enorm hohen Sättigungen von 95 % gefunden.

Wenn man das rein physikalisch betrachtet, sollte man zu der Ansicht kommen, daß ein vorgewärmtes, sehr hoch gesättigtes Gas doch ein gewisses Optimum darstellt. Darum sind auch Kaltverneblungen mit Ultraschallverneblern vielleicht nicht so effektiv wie vorgewärmte Vernebler. Wir können zwar sehr hohe Übersättigung der Luft erzeugen, aber wie weit das in dieser Form transportiert wird, ist sehr fraglich. Wir können mit einem warmen Gas viel größere Flüssigkeitsmengen viel länger transportieren.

KALFF: Darf ich vielleicht dazu direkt eine Frage stellen: Was tut so ein Säugling mit einem Hyalinmembran-Syndrom mit der wesentlich größeren Menge Wasser bei 37°C gegenüber vielleicht 20°C? Kann er das überhaupt über die ganze Zeit der Beatmung ertragen?

OETTEL: Vielleicht darf ich da antworten. Es scheint mir so zu sein - wir können es nur annehmen, da Messungen darüber sehr schwierig durchzuführen sind und wir haben sie auch noch nicht durchgeführt -, wenn wir ein Atemgas mit einer Luftfeuchte von 97 % oder gar 98 % auf 37°C angewärmt haben und zum Patienten geben und es in der Lungenalveole ankommt, hat es genau denselben Dampfdruck wie das Alveolarblut des Patienten. Deshalb kann sich kein Diffusionsgefälle von Wasserdampf von der einen zur andern Seite einstellen. Es tritt also gar keine Wasseraufnahme des Patienten ein. Denn die Eintrocknung von Sekreten im Bronchialbaum, die wir immer so sehr fürchten und die auch so sehr die Infektion begünstigt, ist ja ein Abstrom von Flüssigkeiten aus dem Schleim. Wenn ich den Dampfdruck über dem Schleim so erhöhe, daß ein Gleichgewicht zwischen Gas und Schleim erzielt wird, kann nichts mehr abdiffundieren, der Schleim bleibt flüssig und wird normal abtransportiert. Wir sehen sehr häufig Veränderungen der Bronchialschleimhaut im pathologisch-anatomischen Bild im Sinne von Plattenepithelmetaplasien, die uns außerordentliche Schwierigkeiten bei der Entwöhnung des Patienten vom Respirator machen. Vielleicht sind sie u.a. eine Folge der unterschiedlichen Temperaturdifferenzen, die wir erzielen, wenn wir kaltes Atemgas unzureichend befeuchtet in den Bronchialbaum hineinblasen. Wir wissen es noch nicht genau, aber es ist durchaus möglich, daß das mit eine Rolle spielt.

POKAR: Ich glaube, die praktische Schwierigkeit, bei höheren Temperaturen mit vollgesättigtem Atemgas zu arbeiten, ist das Kondenswasser. In einem kurzen 1o cm langen Ansatzschlauch, z.B. beim Bennett, sammelt sich bei inspiratorischen Temperaturen über 32 - 33°C soviel Wasser an, daß das die Lunge überwässern kann. Wir schalten einen Wasserabscheider dazwischen, der unmittelbar auf dem kurzabgeschnittenen Tubus sitzt und beheben so diese Schwierigkeiten.

BAUM: Es sammelt sich überhaupt beim Bennett gerne Kondenswasser in diesen Schläuchen. Es bewährt sich deshalb, den Wasserabscheider an die tiefste Stelle zu montieren und den Schlauch herunterhängen zu lassen. Aber ich möchte sagen, daß wir beim Engström nicht den Ultraschallvernebler benutzen, sondern den geheizten Bennett-Cascade-humidifire, am Thermostat eine Temperatur von 35 - 36°C einstellen und eigentlich keine schlechten Erfahrungen gemacht haben.

HEGENDÖRFER, Krefeld: Ich habe eine grundsätzliche Frage: Wenn wir mit Ultraschall- oder mit Düsenvernebelung arbeiten, haben wir es doch nicht mit Dampf zu tun, sondern mit Aerosolen und da wirddoch die Flüssigkeit nicht in Sättigung angegeben, sondern in Millimeter Aerosolen, denn der Dampf entsteht ja erst aus dem Aerosol - aus den vielen kleinen Tropfen - in der Lunge.

HERZOG: Nein, denn das Verdunsten ist absolut das gleiche. Wie es von Heißem verdunstet, so verdunstet es auch von Kaltem. Eis kann auch verdunsten.

HEGENDÖRFER: Ja ich meine, beim Aerosol liegt doch keine Verdampfung vor; die Aerosole sind ja sicher keine Moleküle?

HERZOG: Das Wichtige, worauf es hier ankommt, ist, das "Überfluten" der Lungen mit Wasser zu vermeiden, d.h. also, lieber weniger dosieren! Und wie wir nachgewiesen haben, reichen 5 Tropfen/min völlig aus um 7o - 8o % Feuchtigkeit zu garantieren, und das ist nach unseren Erfahrungen völlig ausreichend. Mit Erwärmen kann man allerdings auf noch höhere Werte kommen - das ist klar - aber auf einmal wird ein sogenannter Thermostat nicht mehr funktionieren, und dann schadet man dem Patienten, der praktisch "verbrannt" wird, denn eine Differenz von 37 bis 4o°C beim Thermostaten ist sehr gering. Wenn aber die Temperatur des Wassers auf 4o°C steigt, dann ist es zu spät. Wir haben solche Verbrennungen schon gesehen. Diesen Gefahren setzt man sich beim Kaltdampf nicht aus.

Auditorium: Zum Problem der intermittierenden Verneblung bei der Beatmung von Kindern. Ich glaube, daß man sich diesen Luxus nicht erlauben kann, z.B. bei der Beatmung von Hyalin-Membran-Kindern. Da beatmen wir ja mit Gasgemischen, die einen Sauerstoffanteil von 9o bis 1oo % haben, und da ist nicht nur das Problem der Sauerstoffschädigung, denn bei Langzeitbeatmung geht dieses Gemisch doch über mehrere Tage und Wochen, und wir haben später recht häufig mit dem Problem der sogenannten Beatmungslunge zu tun.

BAUM: Die Beatmung solcher Kinder mit fast reinem Sauerstoff ist notwendig, nur schädigen wir sie enorm. Wir alle wissen, daß die Beatmung mit mehr als 6o - 7o % Sauerstoff gerade bei diesen Kindern über längere Zeiträume erst recht den Surfactant schädigt und so eine Beatmung von Respiratory-distress-syndrome - hyalinen Membrankindern - kommt meiner Meinung nach einem Seiltanz gleich, sowohl von der mechanischen Seite als von der Befeuchtungsseite. Man muß sehr individuell arbeiten und kann keine starren Regeln aufstellen.

OETTEL: Also das ist es ja gerade, was wir brauchen. Wir müssen uns ja gerade Parameter schaffen und sehen, wie wir zu vergleichbaren Ergebnissen kommen. Wenn wir jetzt über die Beatmung solcher

Patienten sprechen, hat jeder anders befeuchtet und jeder hat etwas anderes gemacht - einer hat mit 24°C beatmet, der andere mit 31°C, mit 4o% relativer Luftfeuchte, der andere mit 1oo%. Wir wissen ja gar nicht, was für Schäden gerade beim hyalinen Membransyndrom auftreten, wenn wir z.B. mit 4o % relativer Luftfeuchte beatmen. Ich meine, wir sollten versuchen, soweit wie möglich an die physiologische Situation heranzukommen, indem wir sagen, die Normalbefeuchtung des nasotrachealen Raumes schafft eine Luftfeuchte von fast 1oo %,und eine Lufttemperatur - gemessen in der Ausatemluft - von 35-36°C sollte man nachahmen. Damit würde vielleicht die Schadenshäufigkeit herabgesetzt.

BAUM: Sicher! Man wird ja auch - sofern es mit vernüftigem technischen Aufwand und ohne zusätzliche Schaffung von Gefahren möglich ist - versuchen, zu diesem Idealzustand zu kommen. Nur ist die Befeuchtung wahrscheinlich nicht - wenn man das so sagen kann - das gravierende Hauptproblem. Gerade bei der Beatmung solcher Kinder gibt es noch so viele andere, rein mechanische Probleme, daß die Befeuchtung ein Teilproblem ist, aber nicht das Hauptproblem.

AUDITORIUM: Zum Wärmeverlust: Um 15 ml Wasser zu verdampfen, sind 19 Kalorien auf 1o Minuten notwendig. Insofern würde es sich in Zukunft sicher empfehlen, ohne Aerosole auszukommen und dafür die Einatmungsluft entsprechend anzuwärmen und 1oo % anzufeuchten.

OETTEL: Wenn man berücksichtigt, was ich vorhin schon andeutete, daß ungefähr die Hälfte unserer Engström-Respiratoren ohne Anfeuchter arbeitet und teilweise mit Ultraschallverneblern ohne Anwärmung, kann es nicht sein, daß einfach ein großer Unterschied in der Atelektasehäufigkeit oder Pneumoniehäufigkeit gar nicht besteht? Das Problem der Anfeuchtung oder der Erwärmung spielt für uns keine so primäre Rolle. Es interessiert uns vielmehr, wieviel Wasser der Patient auf diese Art und Weise verliert,weil wir unsere Patienten öfter 6 oder 8 Wochen rein parenteral ernähren, was eine sehr delikate Wasser- und Elektrolytbilanz voraussetzt. Die Perspiratio insensibilis oder der Wasserverlust über die Lungen ist bei uns auf der Wachstation der Unsicherheitsfaktor Nummer eins. Haben sie irgendwelche Messungen oder haben sie irgendwelche Möglichkeiten, diesen Wasserverlust genau meßtechnisch zu erfassen?

KALFF: Kann uns jemand aus dem Auditorium darüber Auskunft geben? (Keine Antwort).

POKAR: Zum Problem „Überdruckbeatmung und kleiner Kreislauf". Nach den Äußerungen von Herrn Langrehr scheint dieses Kapitel ganz abgeschlossen. Aber die Untersuchungen von Herzog aus Basel stehen dem entgegen. Er hat den Trompeter Adolf Scherbaum vor den Röntgenschirm gestellt und blasen lassen. Bei den hohen Drücken, die er in hohen Tonlagen aufbringen muß, läuft die Lunge leer und er bekommt einen cerebralen Black-out. Das ist das extreme Modell der intrathorakalen Drucküberlastung und der Blokkierung des kleinen Kreislaufs. In wesentlich abgeschwächter Form sieht man das ja doch immer bei hypovolämischen Leuten, die beatmet werden, und zwar an den respiratorisch schwankenden arteriellen Drücken, wenn man den Druck blutig mißt. Man hatte geradezu ein Maß für die Hypovolämie in diesen arteriellen Druckschwankungen, wie sie der Respiration folgen. Wenn man solchen Leuten beim Thoraxverschließen die Lunge bläht, so geht der arterielle Mitteldruck auf 3o mm herunter. Man kann m.E. dieses Phänomen wohl nicht ganz außer acht lassen, jedenfalls nicht bei gewissen Patienten.

KALFF: Das ist nun grundsätzlich eine Frage des angewandten Drucks. Sie kennen wahrscheinlich die Kurve aus der Arbeit von Herrn Stoffregen über den Takaoka-Respirator, wo man bei einer Atemfrequenz von 2,8/min einen Abfall des arteriellen Drucks von 14o auf 6o mm findet. Es ist natürlich klar, daß dabei entsprechend hohe Drücke resultieren, aber die Frage ist doch wohl, ob unter normalen Beatmungsbedingungen diese Drücke erreicht werden.

POKAR: Ich meine normale Beatmungsdrücke, die sich bei offenem Thorax um 15 - 2o cm H_2O bewegen.

KALFF: Das sind aber dann die Compliance-Drücke, d.h. die Plateaudrücke, die sind ja wirksam, nicht die Spitzendrücke.

POKAR: Wirksame Drücke um 1o cm bis maximal 2o cm H_2O.

KALFF: Wie weit geht der Plateaudruck?

POKAR: 1o cm H_2O.

KALFF: Bei einem Plateaudruck von 1o cm H_2O haben wir nie eine Beeinträchtigung des Kreislaufs gesehen.

POKAR: Bei normalen Kreislaufverhältnissen nicht. Ich sagte deshalb bei hypovolämischen Patienten.

PETER: Auch nicht. Das sieht man erst, wenn man Atelektasen aufblähen will mit Spitzendrücken um 4o cm H_2O. Dann haben sie den Blutdruckabfall, aber nicht bei 2o cm!

POKAR: Diese Drücke kann ich täglich vorführen, wenn wir den Patienten hypovolämisch werden lassen. Natürlich müssen wir einen fortlaufenden arteriellen Druck dabei schreiben.

PETER: Das hat man ja beim extrakorporalen Kreislauf.

LANGREHR: Die respiratorisch bedingten Systemblutdruckschwankungen unterliegen dem reflektorischen Kreislaufgeschehen in ganz verschiedener Hinsicht: Einmal gibt es diese Oszillationen durch gleichsinnige vasoconstrictorische Tonusänderungen bei Spontanatmung und auch Beatmung. Diese Wellen 1. und 2.Ordnung stellen sich bei einer Beatmung auf die Beatmungsfrequenz ein. Zudem werden durch Überdruckbeatmung die afferenten Impulsmuster von cardio-vasculären Baroreceptoren unter Umständen gegensinnig zu ihren physiologischen Erregungsparametern geändert und haben dann entsprechende reflektorische Effekte. Dazu kommt etwa im Falle eines hypovolämischen Patienten, der oft auch acidotisch sein wird, nach Einsetzen der Beatmung eine Restitutio der vorher vorhandenen Hypercarbie mit dem Effekt einer peripheren Vasodilatation und entsprechendem Blutdruckabfall. Es gibt also eine ganze Reihe von Möglichkeiten für solche reflektorischen Systemblutdruckstörungen. Aber Plateaudrücke von 1o-15 cm H_2O, d.h. transpulmonale Drücke in der Größenordnung von 1o und Effektivdrücke auf die Cava von 8 cm H_2O sind beim Menschen für den Kreislauf im Thorax praktisch belanglos. Um die Cava beim Menschen zu komprimieren, brauchen Sie 3o-5o cm H_2O inspiratorischen Plateaudruck. Wir haben das anläßlich der Frage, ob bei mediastinalen Phlebographien und Angiocardiographien eine Beatmungsbeeinflussung des Kontrastmittelflusses gegeben ist (inspiratorischer Atemstillstand), beim Menschen geprüft. Es ist ganz erstaunlich, was man beim Menschen für Drücke benötigt, um den Cavadurchfluß zu behindern. Ich würde sagen, selbst bei Spitzendrücken von 35 cm H_2O und einem Plateaudruck von 2o-25 cm H_2O im Steady state habe ich am Kreislauf in diesem Zusammenhang keine Effekte gesehen. Anhaltende Lungenblähungen bei geschlossenem Thorax sind natürlich etwas anderes und werden ja deshalb auch zeitlich und maximal druckmäßig in der Thoraxchirurgie nur limitiert angewendet.

POKAR: Um es zu präzisieren: Die Patienten sind im Steady state mit der Narkose, normal belüftet, nicht acidotisch. Der arterielle Mitteldruck ist 7o, aber die Einzeldrücke schwanken respiratorisch und diese Schwankungen hören auf, wenn ich diesen Patienten noch Blutvolumen zufüge, und das scheint mir ein Hinweis darauf, daß es nichts mit den reflektorischen Schwankungen zu tun hat. Wenn ich bei diesen Patienten jetzt eine Lungenblähung mache, dann geht der arterielle Mitteldruck von 7o auf etwa 4o mm Hg herunter, wenn ich mit 4o cm H_2O blähe und festhalte. Bei einem Normovolämiker kann ich mit 4o cm blähen, und ich sehe kaum eine Veränderung des arteriellen Mitteldruckes, allenfalls von 7o auf 65 mm Hg aber nicht von 7o auf 4o.

KALFF: Meiner Ansicht nach ist die Frage insofern etwas theoretisch, als wir erstens einen Zustand der Hypovolämie als etwas absolut Reparaturbedürftiges betrachten müssen, einen Zustand also, der möglichst überhaupt nicht auftreten sollte, aber natürlich auftreten kann. Zweitens sind wir uns ja alle darüber klar, daß wir zur Deckung eines normalen Sauerstoffbedarfs ein bestimmtes Atemminutenvolumen geben müssen, d.h. dieses Atemminutenvolumen muß gegeben werden ohne Rücksicht darauf, welche Drücke daraus resultieren können. Wenn nun der Patient entsprechende Lungenveränderungen hat und die Drücke entsprechend hoch sind, können wir leider auch nichts daran machen. Dann können wir nur dafür sorgen, einen Respirator zu nehmen, der diesen Druck möglichst niedrig hält, und wir haben heute morgen schon gesehen, daß dies durchaus möglich ist. Daß es natürlich bei extremen Drücken auf den Kreislauf auch zu Kreislaufbeeinflussungen kommen kann, ist klar. Normalerweise wird aber der Patient eine kurze Überblähung und den kurzen etwaigen Blutdruckabfall tolerieren.

BÜTTNER: In diesem Teil gehe ich konform mit Ihnen, Herr Langrehr. Sie sagen, es ist im Grunde genommen natürlich eine Frage des aufzuwendenden Druckes. Es ist aber nicht so, daß man ihn total vernachlässigen kann: Die Annahme, daß es bei einem Plateaudruck von 2o oder 25 cm Wassersäule nicht zu einer Blockierung des kleinen Kreislaufs kommen sollte, ist falsch. Ich habe die arteriellen Blutdruckmessungen - so wie Sie beim Hund - bei Patienten gemacht und da kann es tatsächlich zu einer Abnahme des systolischen Blutdruckes innerhalb von einer Minute auf Werte von 5o-6o mm Hg kommen.

PETER: Waren das hypovolämische Patienten?

BÜTTNER: Nein, das waren völlig normale und lungengesunde Leute, die keinen Blutverlust erlitten hatten.

LANGREHR: Die Schwierigkeiten bei der Beurteilung eines solchen Effektes liegen vor allem darin, daß meist Drücke gemessen werden und nur höchst selten Flüsse. Blasius hat z.B. früher am Kaninchen diese Frage auch, wie viele andere, mit Druckmessungen untersucht und ist dann auch zu Schlußfolgerungen gekommen, die in keiner Weise so belegbar waren. Das Phänomen, daß in thorakalen großen Gefäßen und auch den kleineren der Lungenstrombahn bei hohem intravasalen Druck kein Durchfluß stattfindet, gilt auch umgekehrt, d.h. bei niedrigen Drücken kann sogar eine erhöhte Perfusion stattfinden. Diese Zusammenhänge sind nur flowmetrisch zu erfassen und von den wenigen Autoren, die beim Menschen so etwas zu registrieren versucht haben, fanden Opdyke, Connila und Brosuk mit wiederholten dye-dilution-Kurven jeweils phasensynchron inspiratorische HMV-Abnahmen. Aus Gründen des Zeitverlaufs einer Farbstoffverdünnungskurve müssen sie sehr niederfrequent ventilieren und ihre Beatmung war somit hinsichtlich inspiratorischem Maximaldruck und Dauer dieses Druckes nicht optimal. Ich kann nur wiederholen: Das Phänomen der Beeinflussung des kleinen Kreislaufs durch die Beatmung ist natürlich gegeben, seine Relevanz unter klinischen Beatmungsbedingungen mit modernen Respiratoren ist jedoch unbedeutend.

BÜTTNER: Das ist unterstellt! Kann man diesen Blutdruckabfall nicht einfach negieren? Dieses Fazit hat Herr Kalff eben gezogen, denn nur die dauernden Blähungen machen die Komplikationen, die kurzzeitigen spielen keine Rolle.

BURCHARDY: Ich habe nur noch eine Frage, sie bezieht sich auf die zuerst genannten Modellkurven. Wir haben da ganz deutlich gesehen, daß bei den Modelluntersuchungen tatsächlich eine günstigere Situation unter Engström-Beatmung bei Stenosebedingungen vorliegt, wobei es also zu einer geringeren inhomogenen Verteilung kommt. Nun hätte ich gerne die Brücke zur Klinik: Wie stark muß denn die Stenose sein, damit das zum Tragen kommt, d.h. wann ist es eigentlich egal, ob ich mit dem Bird oder mit dem Engström beatme - oder wann wäre es notwendig, daß ich mir darüber Gedanken mache? Haben sie da irgendwelche klinischen Untersuchungen? Haben sie irgendwelche Analysen am Patienten anstatt am Lungenmodell?

BAUM: Ich darf grundsätzlich folgendes dazu sagen: Wenn wir von der gesunden Lunge sprechen, dann können wir auch eine gesunde Lunge nur begrenzte Zeit mit einem druckgesteuerten Respirator adäquat beatmen. Kein Mensch wird eine gesunde Lunge langzeitbeatmen mit einem druckgesteuerten Respirator. Hier kommt es zu Lungenveränderungen, die teilweise auf das Surfactant-System zurückzuführen sind. Die Lunge ist gar nicht so homogen wie wir glauben, auch die gesunde Lunge hat verschiedene Einzelteilzeitkonstanten und jeder Unterschied in der Einzelteilzeitkonstante führt notgedrungen zu einem endinspiratorischen Druckunterschied der einzelnen Lungenareale und damit haben wir unterschiedliche Alveolarradien und die erhöhte Kollapstendenz der kleinen Alveolen, wenn keine Ausgleichsmöglichkeit in Form eines Plateaus besteht.

BURCHARDY: Haben sie gemessen, ob da die geringen Unterschiede wirklich eine Rolle spielen?

BAUM: Sie können dies über das Ventilations-Perfusionsverhältnis bestimmen, es gibt eine Reihe von Untersuchungsmöglichkeiten. Sie sehen es ja auch letztlich und spätestens am Röntgenbild. Aber ich möchte dazu folgendes sagen: Vielleicht auch zum Vortrag von Herrn Peter: Er sprach von einer kurzzeitigen Beatmung mit druckgesteuerten Respiratoren. Nun birgt das eine gewisse Gefahr, falsch gehandhabt zu werden. Dann wird nämlich z.B. ein absehbarer Langzeitbeatmungsfall vorerst einmal mit einem druckgesteuerten Respirator beatmet, bis sich die Lunge soweit verschlechtert hat, daß es nicht mehr geht und dann hängt man diesen armen Menschen an einen Engström und wartet auf das Wunder. Nun, wenn ich mir erst Lungen zerstöre, darf ich mich nachher nicht wundern, daß sie nicht besser werden. Das Ergebnis wäre wahrscheinlich grundsätzlich anders, wenn Sie von Anfang an mit einem Engström beatmet hätten und sich nicht die ominöse "Wand" gemacht hätten, von der wir heute schon einige Male gesprochen haben. Und das ist wahrscheinlich auch ein Grund, warum manche zu der Ansicht kommen, der Engström schade der Lunge, denn die hängen Endstadien von druckgesteuerten Beatmungslungen an den Engström und sagen, das wird ja gar nicht besser.

GARSKA: Ich möchte nur ganz kurz fragen: Sind die Untersuchungen von Stoffregen und Schorer zur Kreislaufauswirkung der einphasischen Überdruckbeatmung inzwischen alle widerlegt und haben die nur an Hunden stattgefunden?

LANGREHR: Piiper und Schorer haben an der isolierten Lunge gezeigt, daß sowohl Beatmungsüberdruck wie Beatmungsunterdruck die Lungenperfusion (druckkonstant) verringern. Nur innerhalb eines mittleren Bereiches (-5 + 1o cm) ist die Perfusion relativ unbeeinflußt. Auf der anderen Seite haben Stoffregen und Hörnike aus ihren Hundeexperimenten geschlossen, daß z.B. eine Herzwiederbelebung bei geschlossenem Thorax ohne Herzmassage nicht durch Überdruckbeatmung, wohl aber durch Wechseldruckbeatmung möglich sei. Gleichzeitig wurde aber 1. mit reinem Sauerstoff beatmet, 2. Trendelenburg (35 - 45°) gelagert, 3. rasch transfundiert und 4. Arterenol Dauertropf infundiert. Im Gesamtzusammenhang dieser Experimente dürfte der Wechseldruckbeatmung die geringste Bedeutung zukommen. Trotzdem war das damals aber ein wichtiges Argument, Wechseldruckbeatmung mit Beatmungsmitteldruck = O. Diese Deduktion stimmt sicher nicht, und das Argument, die sogenannte physiologische Atemhilfspumpe werde durch die Sogphase der Exspiration nachgeahmt, konnte von Schorer schlüssig widerlegt werden. So ist die Sogphase in dieser Hinsicht völlig nutzlos und, sobald stärker gesaugt wird, gefährlich, weil die Bronchiolen kollabieren und damit die besten Voraussetzungen für ventilatorische Verteilungsstörungen und Shunts gegeben sind. Es gibt nur ganz außerordentlich wenige Fälle, wo eine Sogphase zur Anwendung kommen sollte. Bei einem Verhältnis Inspiration : Exspiration = 1:2, ist die passive Exspiration eigentlich beim Engström immer gewährleistet, selbst in extremen Fällen von obstruktiven Atemwegserkrankungen. Wir haben eigentlich seit 1o Jahren keine Sogphase mehr angewandt, im Gegenteil, es gibt inzwischen genügend Befunde, die für die

Anwendung von positiv endexspiratorischem Druck (PEEP) in bestimmten Fällen sprechen.

KALFF: Meine Damen und Herren! Ich möchte Ihnen danken für Ihre große Diskussionsfreudigkeit, Ihnen, die sie nicht müde wurden, mehr als 2 Stunden lang immer wieder Fragen und Probleme aufzuwerfen. Ich möchte mich daher hier in unser aller Namen für ihre Teilnahme bedanken. Besonders herzlich danke ich den Referenten, die uns sehr viel in sehr komprimierter Form geboten haben.
Ich glaube, daß Vorträge und Diskussion manches von der Theorie her verständlich und klargemacht haben, was wir in der Praxis zum Wohle unserer Patienten tagtäglich anwenden müssen.

ZUSAMMENFASSUNG

Der vorliegende Band enthält Vorträge, die anläßlich des Engström-Respirator-Symposions 197o in Aachen gehalten wurden. Im theoretischen Teil berichtet KALFF über die grundsätzlichen Voraussetzungen bei künstlicher Beatmung, die unter allen Umständen erfüllt sein müssen: konstantes Volumen, einheitliche Volumenverteilung, ungehinderte Diffusion und gleichmäßige pulmonale Durchblutung in allen Lungensegmenten. Von besonderer Bedeutung ist die optimale Luftanfeuchtung; diesem Faktor wird in der abschließenden Diskussion ein breiter Raum gewidmet. Eine entscheidende Rolle für die Effektivität der Beatmung spielt die Zeitkonstante, die hier mathematisch abgeleitet und erläutert wird.

OLOFSON geht in Einzelheiten auf das Thema der Zeitkonstanten ein, um die Charakteristika von Beatmungsgeräten zu definieren. Er analysiert die Respiratorfunktion und ihren Einfluß auf die Verteilung der Beatmungsgase unter Zuhilfenahme von elektrischen Analogien. Ein besonderer Teil befaßt sich mit dem Konzept der Atemarbeit: ungefähr 1oo mW werden für die Spontanatmung aufgebracht; in pathologischen Fällen kann der Arbeitsaufwand auf 5 Watt ansteigen. Dieser Zustand kann nur von einem Beatmungsgerät für längere Zeit aufrechterhalten werden. - Der Engström-Respirator kann 1o Watt erreichen; diese Tatsache garantiert eine adäquate Beatmung selbst unter äußerst pathologischen Bedingen.

HERZOG zeigt anhand eines speziellen Lungenmodells, wie pathologische Änderungen der Zeitkonstanten auf die alveoläre Verteilung wirken. Eine entscheidende Bedeutung kommt der

Beschleunigung des Gasflusses mit endinspiratorischem Druck-Plateau und entsprechendem kompressiblem Respiratorvolumen zu, welches - ohne Überblähung der Lungensegmente - eine einheitliche Verteilung erlaubt und den intrapulmonalen Druck und dessen Wirkung auf den Kreislauf möglichst gering hält.

BAUM kommt beim Vergleich zweier Beatmungsapparate von unterschiedlichem Funktionsprinzip - unter Einbeziehung der Parameter: Zeitkonstante, Gasströmung und Verteilung der Atemgase - zu dem Schluß, daß ein beschleunigter Gasstrom in allen Fällen überlegen ist.

Im Rahmen des klinischen Anwendungsspektrums berichtet LANGREHR über den Einfluß des Beatmungsdruckes auf den kleinen Kreislauf. In Fällen von vermindertem zirkulierenden Blutvolumen oder Fehlen der venomotorischen Regulationsmechanismen (Schock, Ganglienblockade, Lumbalanästhesie etc.) ist ein niedriger transpulmonaler Einatmungsdruck vorteilhaft, da er einen bestmöglichen Gasaustausch selbst unter pathologischen Kreislaufverhältnissen zuläßt. Es wird im einzelnen die Beatmung mit positiven und positiv-negativen Drücken verglichen und daraus anhand eigener Untersuchungen geschlossen, daß reine positive Druckbeatmung, wie mit dem Engström-Respirator, praktisch alle Anforderungen erfüllt.

PETER berichtet über klinische Erfahrungen mit Langzeitbeatmung und fand ebenfalls die positive Druckbeatmung mit beschleunigtem Gasstrom dem System mit konstantem Strom überlegen.

In der abschließenden Diskussion werden diese Gesichtspunkte noch einmal aufgegriffen, wobei dem Problem der Luftanfeuchtung besondere Bedeutung beigemessen wird.

Summary

The present volume contains the lectures given at the Engström Respirator Symposium, Aachen, 197o. In the theoretical session, KALFF enumerated the basic prerequisites of artificial ventilation that must be fulfilled under all circumstances: volume constancy, uniform volume distribution, unimpaired diffusion and even distribution of pulmonary blood flow in all lung segments. Optimal air humidification is of particular importance here, and much attention was devoted to this in the discussion. The time constant, which is mathematically derived and explained here, ist very significant for the efficacy of ventilation.

OLOFSON went into the subject of these time constants in great detail in order to define the characteristics of respirators. He undertook a clarification of respirator function and its influence on respiratory gas distribution, using the analogy of electric circuits. A special section was devoted to the concept of respiratory work: about 1oo mW is used for spontaneous respiration; in pathological cases the power requirement can rise to 5 W. This level can only be maintained over longer periods of time by a respirator. The Engström respirator has a maximum output of 1o W, thus guaranteeing adequate ventilation under the most extreme pathological conditions.

HERZOG used a special model of the lung to demonstrate how pathological changes in time constants affect alveolar distribution, and how certain features of the Engström respirator are designed to correct this. A feature of decisive importance is the acceleration of the gas flow at the end-inspiration pressure plateau and the corresponding compressible respirator volume.

This, without over-inflating the lung segments, allows uniform destribution and keeps intrapulmonary pressure and its effect upon the blood pressure as low as possible.

BAUM compared two respirators designed on different principles and concluded that accelerated gas flow is superior.

In the practical session, LANGREHR discussed the influence of ventilation pressure upon the circulatory system. In cases of reduced blood volume or vasomotor paralysis (shock, ganglion blockade, lumbar block, etc) a low transpulmonary inspiration pressure is advantageous, since it establishes optimal bloos-gas exchange, even when the circulation is impaired, provided that ventilation is also optimal. He compared in detail positive-pressure and positive-negative pressure ventilation; he concluded from his investigations that pure positive-pressure ventilation, as with the Engström respirator, meets practically all requirements.

PETER reported on his experience with long-term artificial ventilation; he also found positive-pressure ventilation with accelerated gas flow to be superior to constant-flow systems.

In the concluding discussion all the salient aspects were reviewed once more with special attention to the problem of air humidification.

SACHVERZEICHNIS

"A"

Air-Trapping 8o
Atelektasebildung
4,5,33,6o,67,9o
Atemhubvolumen 29
-Mittellage, erhöhte 41,8o
-Widerstand, erhöhter 77
-Zeitverhältnis 78
Atemluft, Befeuchtung
1,64,82 ff,99
Atmung, spontan 48
Atmungsimpedanz 17
Azidose 4/93

"B"

Beatmung, künstliche 59
-Mitteldruck 51,56,92
Wechseldruck- 48
-Methode, druckgesteuerte
41, 59
-Methode, volumenkontrollierte
21,41,59
-Methode, zeitgesteuerte
41, 59

"C"

Compliance 6,11,22,78

"D"

Druck, endinspiratorischer
29,42,66,96
-Plateau 22,26,73,92,1oo

"E"

Einatemgas, Temperatur 85 ff
Einblasungsphase 4o
Endinspiratorischer Druck 66,96
Entleerungsdruck 22

"G"

Gasaustausch 1,4,48
Gasfluß, konstanter 22,31,93
Gasströmung, accelerierende
22,26,33,6o,74
-beschleunigte 22,26,33,6o,74
-konstante 22,31,33

Gasstromspitze 26
Gasverteilung 22

"H"

Hypoxämie 4
Hypoxie 4

"I"

Infektprophylaxe 64
Inspirationszeit, totale 21
Insuffizienz-respiratorische 1, 59
Insufflationsdruck 25, 59

"K"

Kreislauf, kleiner 47, 91

"L"

Lungenmodell 22,37

"M"

Mortalität 82

"P"

Peak-Flow 75
Pendelluft 44

"R"

Relaxation, muskuläre 51
Resistance 6,38,78
Respiratordruck 38

"S"

Spontanatmung 48
Surfactant 5, 89, 96
Statisch, endinsufflatorische Phase 33
Strömungswert 21
Stromgenerator 6o, 78

"T"

Terminalflow 75

"U"

Überblasung 43
Überdruck- 48,6o
Überdruck-, intermittierende 21,41,59
Überdruckbeatmung 48,6o
Überdruckbeatmung intermittierende 21,41,59

"V"

Ventilation 1,5

Ventilationsverteilung 14,99
Verschlußzeit 4o
Verteilungsstörungen 23,38
Volumen, Atem-, endinspiratorisches 31
Volumen, kompressibles 26, 33,1oo
Volumenkonstanz 21
Volumenkontrolle 21

"W"

Wash-in-Function 7
Wechseldruckbeatmung 48

"Z"

Zeitkonstante 7 ff, 25,77,38,96,99

Anaesthesiology and Resuscitation · Anaesthesiologie und Wiederbelebung

Anesthésiologie et Réanimation

Erschienene Bände:

1 Resuscitation Controversial Aspects. Chairman and Editor: Peter Safar

2 Hypnosis in Anaesthesiology. Chairman and Editor: Jean Lassner

3 Schock und Plasmaexpander. Herausgegeben von K. Horatz und R. Frey. Vergriffen.

4 Die intravenöse Kurznarkose mit dem neuen Phenoxyessigsäurederivat Propanidid (Epontol®). Herausgegeben von K. Horatz, R. Frey und M. Zindler

5 Infusionsprobleme in der Chirurgie. Herausgegeben von U. F. Gruber und M. Allgöwer

6 Parenterale Ernährung. Herausgegeben von K. Lang, R. Frey und M. Halmágyi

7 Grundlagen und Ergebnisse der Venendruckmessung zur Prüfung des zirkulierenden Blutvolumens. Von V. Feurstein

8 Third World Congress of Anaesthesiology

9 Die Neuroleptanalgesie. Herausgegeben von W. F. Henschel

10 Auswirkungen der Atemtechnik auf den Kreislauf. Von R. Schorer

11 Der Elektrolytstoffwechsel von Hirngewebe und seine Beeinflussung durch Narkotica. Von W. Klaus

12 Sauerstoffversorgung und Säure-Basenhaushalt in tiefer Hypothermie. Von P. Lundsgaard-Hansen

13 Infusionstherapie. Herausgegeben von K. Lang, R. Frey und M. Halmágyi

14 Die Technik der Lokalanaesthesie. Von H. Nolte

15 Anaesthesie und Notfallmedizin. Herausgegeben von K. Hutschenreuter

16 Anaesthesiologische Probleme der HNO-Heilkunde und Kieferchirurgie. Herausgegeben von K. Horatz und H. Kreuscher

17 Probleme der Intensivbehandlung. Herausgegeben von K. Horatz und R. Frey

18 Fortschritte der Neuroleptanalgesie. Herausgegeben von M. Gemperle

19 Örtliche Betäubung: Plexus brachialis. Von Sir Robert R. Macintosh und W. W. Mushin

20 Anaesthesie in der Gefäß- und Herzchirurgie. Herausgegeben von O. H. Just und M. Zindler

21 Die Hirndurchblutung unter Neurolept-

22 Ateminsuffizienz. Von H. L'Allemand

23 Die Geschichte der chirurgischen Anaesthesie. Von Thomas E. Keys

24 Ventilation und Atemmechanik bei Säuglingen und Kleinkindern unter Narkosebedingungen. Von J. Wawersik

25 Morphinartige Analgetica und ihre Antagonisten. Von Francis F. Foldes, Mark Swerdlow, and Ephraim S. Siker

26 Örtliche Betäubung: Kopf und Hals. Von Sir Robert R. Macintosh und M. Ostlere

27 Langzeitbeatmung. Von Ch. Lehmann

28 Die Wiederbelebung der Atmung. Von H. Nolte

29 Kontrolle der Ventilation in der Neugeborenen- und Säuglingsanaesthesie. Von U. Henneberg

30 Hypoxie. Herausgegeben von R. Frey, K. Lang, M. Halmágyi und G. Thews

31 Kohlenhydrate in der dringlichen Infusionstherapie. Herausgegeben von K. Lang, R. Frey und M. Halmágyi

32 Örtliche Betäubung: Abdominal-Chirurgie. Von Sir Robert M. Macintosh und R. Bryce-Smith

33 Planung, Organisation und Einrichtung von Intensivbehandlungseinheiten am Krankenhaus. Herausgegeben von H. W. Opderbecke

34 Venendruckmessung. Herausgegeben von M. Allgöwer, R. Frey und M. Halmágyi

35 Die Störungen des Säure-Basen-Haushaltes. Herausgegeben von V. Feurstein

36 Anaesthesie und Nierenfunktion. Herausgegeben von V. Feurstein

37 Anaesthesiologie und Kohlenhydratstoffwechsel. Herausgegeben von V. Feurstein

38 Respiratorbeatmung und Oberflächenspannung in der Lunge. Von H. Benzer

39 Die nasotracheale Intubation. Von M. Körner

40 Ketamine. Herausgegeben von H. Kreuscher

41 Über das Verhalten von Ventilation, Gasaustausch und Kreislauf bei Patienten mit normalem und gestörtem Gasaustausch unter künstlicher Totraumvergrößerung. Von O. Giebel

43 Die Klinik des Wundstarrkrampfes im Lichte neuzeitlicher Behandlungsmethoden. Von K. Eyrich

44 Der primäre Volumenersatz mit Ringerlactat. Von A. O. Tetzlaff. Vergriffen

45 Vergiftungen: Erkennung, Verhütung und Behandlung. Herausgegeben von R. Frey, M. Halmágyi, K. Lang und P. Oettel

46 Veränderungen des Wasser- und Elektrolythaushaltes durch Osmotherapeutika. Von M. Halmágyi

47 Anaesthesie in extremen Altersklassen. Herausgegeben von K. Hutschenreuter, K. Bihler und P. Fritsche

48 Intensivtherapie bei Kreislaufversagen. Herausgegeben von S. Effert und K. Wiemers

49 Intensivtherapie beim akuten Nierenversagen. Herausgegeben von E. Buchborn und O. Heidenreich

50 Intensivtherapie beim septischen Schock. Herausgegeben von F. W. Ahnefeld und M. Halmágyi

51 Prämedikationseffekte auf Bronchialwiderstand und Atmung. Von L. Stöcker

52 Die Bedeutung der adrenergen Blockade für den haemorrhagischen Schock. Von G. Zierott

53 Nomogramme zum Säure-Basen-Status des Blutes und zum Atemgastransport. Herausgegeben von G. Thews

54 Der Vena Cava-Katheter. Von C. Burri und D. Gasser

55 Intensivbehandlung und ihre Grenzen. Herausgegeben von K. Hutschenreuter und K. Wiemers

56 Anaesthesie bei Eingriffen an endokrinen Organen und bei Herzrhythmusstörungen. Herausgegeben von K. Hutschenreuter und M. Zindler

57 Das Ultrakurznarkoticum. Methohexital. Herausgegeben von Ch. Lehmann

58 Stoffwechsel. Pathophysiologische Grundlagen der Intensivtherapie. Herausgegeben von K. Lang, R. Frey und M. Halmágyi

59 Anaesthesia Equipment. By P. Schreiber

60 Homoiostase. Wiederherstellung und Aufrechterhaltung. Herausgegeben von F. W. Ahnefeld und M. Halmágyi

61 Essays on Future Trends in Anaesthesia. By A. Boba

62 Respiratorischer Flüssigkeits-Wärmeverlust des Säuglings und Kleinkindes bei künstlicher Beatmung. Von W. Dick

63 Kreislaufwirkungen von nicht depolarisie-

64 Sauerstoffüberdruckbehandlung. Probleme und Anwendung. Herausgegeben von I. Podlesch

65 Der Wasser- und Elektrolythaushalt des Kranken. Von H. Baur

66 Überlebens- und Wiederbelebungszeit des Herzens. Von P. G. Spieckermann

67 Energiebedarf und Sauerstoffversorgung des Herzens in Narkose. Von D. Kettler

68 Anaesthesie mit Gamma-Hydroxibuttersäure. Herausgegeben von W. Bushart und P. Rittmeyer

69 Ketamin. Neue Ergebnisse in Forschung und Klinik. Herausgegeben von M. Gemperle, H. Kreuscher und D. Langrehr

70 Die Sekretionsleistung des Nebennierenmarks unter dem Einfluß von Narkotica und Muskelrelaxatien. Von M. Göthert

71 Anaesthesie und Wiederbelebung bei Säuglingen und Kleinkindern. Herausgegeben von F. W. Ahnefeld und M. Halmágyi

72 Therapie lebensbedrohlicher Zustände bei Säuglingen und Kleinkindern. Herausgegeben von R. Frey, M. Halmágyi und K. Lang

73 Diagnostische und therapeutische Nervenblockaden. Herausgegeben von R. Frey, M. Halmágyi und H. Nolte

74 Intravenöse Narkose mit Propanidid. Herausgegeben von M. Zindler, H. Yamamura und W. Wirth

75 Anesthetic Management of Endocrine Disease. By T. Oyama

76 Diagnostik der Narkose- und Operationsfähigkeit. Herausgegeben von H. Kronschwitz und P. Lawin

77 Herzrhythmus und Anaesthesie. Herausgegeben von H. Nolte und J. Wurster

78 Biotelemetrie — Angewandte biomedizinische Technik. Von H. Hutten

79 Coronardurchblutung und Energieumsatz des menschlichen Herzens unter verschiedenen Anaesthetica. Von H. Sonntag

80 Anaesthesie. Atmung — Kreislauf. Herausgegeben von M. Gemperle, G. Hossli und B. Tschirren

81 Wechselwirkungen von Trometamol. Von H. Helwig

82 Engström-Respirator. Herausgegeben von G. Kalff und P. Herzog

In Vorbereitung / In preparation:

83 Anaesthesie im Alter. Herausgegeben von